中医历代名家学术研究丛书

主编 潘桂娟

费伯雄

吴宇峰 陈子杰 寇馨云 编著

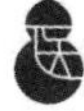

Academic Research Series of Famous Doctors of Traditional Chinese Medicine through the Ages

“十三五”国家重点图书出版规划项目

全国百佳图书出版单位
中国中医药出版社
·北 京·

图书在版编目（CIP）数据

中医历代名家学术研究丛书．费伯雄 / 潘桂娟主编；吴宇峰，陈子杰，寇馨云编著．—北京：中国中医药出版社，2021.12

ISBN 978-7-5132-6704-5

Ⅰ．①中…　Ⅱ．①潘…②吴…③陈…④寇…　Ⅲ．①中医临床—经验—中国—清代　Ⅳ．① R249.1

中国版本图书馆 CIP 数据核字（2021）第 007817 号

中国中医药出版社出版

北京经济技术开发区科创十三街 31 号院二区 8 号楼

邮政编码　100176

传真　010-64405721

河北品睿印刷有限公司印刷

各地新华书店经销

开本 880×1230　1/32　印张 6.75　字数 169 千字

2021 年 12 月第 1 版　2021 年 12 月第 1 次印刷

书号　ISBN 978-7-5132-6704-5

定价　49.00 元

网址　www.cptcm.com

服务热线　010-64405510

购书热线　010-89535836

侵权打假　010-64405753

微信服务号　zgzyycbs

微商城网址　https://kdt.im/LIdUGr

官方微博　http://e.weibo.com/cptcm

天猫旗舰店网址　https://zgzyycbs.tmall.com

如有印装质量问题请与本社出版部联系（010-64405510）

项目来源及国家重点图书出版计划

2005 年国家重点基础研究发展计划（973 计划）课题“中医学理论体系框架结构与内涵研究”（编号：2005CB532503）

2009 年科技部基础性工作专项重点项目“中医药古籍与方志的文献整理”（编号：2009FY120300）子课题“古代医家学术思想与诊疗经验研究”

2013 年国家重点基础研究发展计划（973 计划）项目“中医理论体系框架结构研究”（编号：2013CB532000）

国家中医药管理局重点研究室“中医理论体系结构与内涵研究室”建设规划

“十三五”国家重点图书、音像、电子出版物出版规划（医药卫生）

2021 年度国家出版基金资助项目

《中医历代名家学术研究丛书》编委会

《中医历代名家学术研究丛书》审订委员会

中医理论肇始于《黄帝内经》《难经》，本草学探源于《神农本草经》，辨证论治及方剂学发轫于《伤寒杂病论》。在此基础上，历代医家结合自身的思考与实践，提出独具特色的真知灼见，不断革故鼎新，充实完善，使得中医药学具有系统的知识体系结构、丰富的原创理论内涵、显著的临床诊治疗效、深邃的中国哲学背景和特有的话语表达方式。历代医家本身就是“活”的学术载体，他们刻意研精，探微索隐，华叶递荣，日新其用。因此，中医药学发展的历史进程，始终呈现出一派继承不泥古、发扬不离宗的繁荣景象。

中国中医科学院中医基础理论研究所，自2008年起相继依托2005年国家重点基础研究发展计划（973计划）课题“中医学理论体系框架结构与内涵研究”、2009年科技部基础性工作专项重点项目“中医药古籍与方志的文献整理”子课题“古代医家学术思想与诊疗经验研究”、2013年国家重点基础研究发展计划（973计划）项目“中医理论体系框架结构研究”，以及国家中医药管理局重点研究室（中医理论体系结构与内涵研究室）建设规划，联合北京中医药大学等16所高等院校及科研和医疗机构的专家、学者，选取历代具有代表性或学术特色突出的医家，系统地阐释与解析其学术思想和诊疗经验，旨在发掘与传承、丰富与完善中医理论，为提升中医师临床实践能力和水平提供参考和借鉴。本套丛书即是由此系列研究阶段性成果总结而成。

综观历史，凡能称之为“大医”者，大都博览群书，学问淹博赅洽，集百家之言，成一家之长。因此，我们以每位医家的内容独立成书，尽可能尊重原著，进行总结、提炼和阐发。本丛书的另一个特点是，将医家特色学术观点与临床实践相印证，尽可能选择一些典型医案，用以说明理论的实践价值，便于临床施用。本丛书列选"'十三五'国家重点图书、音像、电子出版物出版规划""医药卫生"类项目，收载民国及以前共102名医家。第一批61个分册，已于2017年出版。第二批41个分册，申报2021年国家出版基金项目已获批准，出版在即。

丛书各分册作者，有中医基础和临床学科的资深专家、国家及行业重点学科带头人，也有中青年骨干教师、科研人员和临床医师中的学术骨干，来自全国高等中医药院校、科研机构和临床单位。从学科分布来看，涉及中医基础理论、中医各家学说、中医医史文献、中医经典及中医临床基础、中医临床各学科。全体作者以对中医药事业的拳拳之心，共同努力和无私奉献，历经数年完成了这份艰巨的工作，以实际行动切实履行了"继承好、发展好、利用好"中医药的重大使命。

在完成上述科研项目及丛书撰写、统稿与审订的过程中，研究团队暨编委会和审订委员会全体成员精益求精之心始终如一。在上述科研项目负责人、丛书总主编、中国中医科学院中医基础理论研究所潘桂娟研究员主持下，由常务副主编陈曦副研究员、张宇鹏副研究员及各分题负责人——翟双庆教授、钱会南教授、刘桂荣教授、郑洪新教授、邢玉瑞教授、马淑然教授、文颖娟教授、陆翔教授、杨卫彬研究员、崔为教授、江泳教授、柳亚平副教授、王静波副教授等，以及医史文献专家张效霞教授，分别承担或参与了团队的组织和协调，课题任务书和丛书编写体例的起草、修订和具体组织实施，各单位课题研究任务的落实和分册文稿编写、审订等工作。编委会多次组织工作会议和继续教育项目培训，推进编撰工作进度，确保书稿撰写规范，并组织有关专家对初稿进行审订；最终，由总主编与常务副主编对丛书各分册进行复审、修订和统稿，并与全体作者充分交流，对各分册内容加以补充完善，而始得告成。

2016 年 2 月，国家中医药管理局颁布《关于加强中医理论传承创新的若干意见》，指出要“加强对传承脉络清晰、理论特色鲜明的古代医家的学术思想研究”。2016 年 2 月，国务院颁布《中医药发展战略规划纲要（2016—2030 年）》，强调“全面系统继承历代各家学术理论、流派及学说”。上述项目研究及丛书的编写，是研究团队对国家层面“遵循中医药发展规律，传承精华，守正创新”号召的积极响应，体现了当代中医人敢于担当的勇气和矢志不渝的追求！通过此项全国协作的系统工程，凝聚了中医医史、文献、理论、临床研究的专门人才，培育了一支专业化的学术队伍。

在此衷心感谢中国中医科学院及其所属中医基础理论研究所、中医药信息研究所、研究生院，以及北京中医药大学、陕西中医药大学、山东中医药大学、云南中医药大学、安徽中医药大学、辽宁中医药大学、浙江中医药大学、成都中医药大学、湖南中医药大学、长春中医药大学、黑龙江中医药大学、南京中医药大学、河北中医学院、贵州中医药大学、中日友好医院 16 家科研、教学和医疗单位对此项工作的大力支持！衷心感谢中国中医科学院余瀛鳌研究员、姚乃礼主任医师、曹洪欣教授与北京中医药大学严季澜教授在项目实施和本丛书出版过程中给予的悉心指导与支持！衷心感谢中国中医药出版社有关领导及华中健编辑、芮立新编辑、伊丽萦编辑、鄢洁编辑及丛书编校人员的辛勤付出！

在本丛书即将付梓之际，全体作者感慨万千！希望广大读者透过本丛书，能够概要纵览中医药学术发展之历史脉络，撷取中医理论之精华，承绪千载临床之经验，为中医药学术的振兴和人类卫生保健事业做出应有的贡献！

由于种种原因，书中难免有疏漏之处，敬请读者不吝批评指正，以促进本丛书的不断修订和完善，共同推进中医历代名家学术的继承与发扬！

《中医历代名家学术研究丛书》编委会

2021 年 3 月

凡例

一、本套丛书选取的医家，为历代具有代表性或特色思想与临床经验者，包括汉代至晋唐医家6名，宋金元医家19名，明代医家24名，清代医家46名，民国医家7名，总计102名。每位医家独立成册，旨在对医家学术思想与诊疗经验等内容进行较为详尽的总结阐发，并进行精要论述。

二、丛书的编写，本着历史、文献、理论研究有机结合的原则，全面解读、系统梳理和深入研究医家原著，适当参考古今有关该医家的各类文献资料，对医家学术思想和诊疗经验加以发掘、梳理、提炼、升华、概括，将其中具有理论意义、实践价值的独特内容阐发出来。

三、丛书在总体框架上，要求结构合理、层次清晰；在内容阐述上，要求概念正确，表述规范，持论公允，论证充分，观点明确，言之有据；在分册体量上，鉴于每个医家的具体情况不同，总体要求控制在10万～20万字。

四、丛书的每一分册的正文结构，分为“生平概述”“著作简介”“学术思想”“临证经验”与“后世影响”五个独立的内容范畴。各分册将拟论述的内容按照逻辑与次序，分门别类地纳入以上五个内容范畴之中。

五、“生平概述”部分，主要包括医家姓名字号、生卒年代、籍贯等基本信息，时代背景、从医经历以及相关问题的考辨等。

六、“著作简介”部分，逐一介绍医家的著作名称（包括现存、已经亡佚又经后人辑复的著作）、卷数、成书年代、主要内容、学术价值等。

七、“学术思想”部分，分为“学术渊源”与“学术特色”两部分进行论述。前者重在阐述医家之家传、师承、私淑（中医经典或前代医家思想对其影响）关系，重点发掘医家学术思想的历史传承与学术渊源；后者主要从独特学术见解、学术成就、学术特点等方面，总结医家的主要学术思想特色。

八、“临证经验”部分，重点考察和论述医家学术著作中的医案、医论、医话，并有选择地收集历代杂文笔记、地方志等材料，从中提炼整理医家临床诊疗的思路与特色，发掘、总结其独到的诊治方法。此外，还根据医家不同情况，以适当方式选录部分反映医家学术思想与临证特色的医案。

九、“后世影响”部分，主要包括“学术影响与历代评价”“学派传承（学术传承）”“后世发挥”和“国外流传”等内容。其中，对医家的总体评价，重视和体现学术界共识和主流观点，在此基础上，有理有据地阐明新见解。

十、附以“参考文献”，标示引用著作名称及版本。同时，分册编写过程中涉及的期刊与学位论文，以及未经引用但能体现一定研究水准的期刊与学位论文也一并列出，以充分体现对该医家研究的整体状况。

十一、附以丛书全部医家名录，依照时间先后排列，以便查验。

十二、丛书正文标点符号使用，依据中华人民共和国国家标准《标点符号用法》（GB/T 15834—2011）。医家原书中出现的俗字、异体字等一律改为简化正体字，个别不能对应简化字的繁体字酌予保留。

《中医历代名家学术研究丛书》编委会

2021 年 3 月

内容提要

费伯雄，字晋卿，号砚云子；生于清嘉庆五年（1800），卒于清光绪五年（1879）；江苏省武进县孟河镇人，清代著名医家；著有《医醇賸义》《医方论》《食鉴本草》《怪疾奇方》，费绳甫所辑费伯雄医案——《孟河费氏医案》等。费伯雄以崇尚经典为旨，博采众长为法，化裁变通为用。其遵循中医经典理论，结合临床经验而有所引申发明；其师法张仲景及历代名医立方之法，而不尽用其药；其临证风格和缓醇正，立法自然，纯而不杂，尤其擅用“轻可去实”之法，处方用药平淡轻灵，主张以平淡之法获神奇之效；临床侧重诊治外感病及内伤杂病，尤其擅长治疗虚劳。本书内容包括费伯雄的生平概述、著作简介、学术思想、临证经验、后世影响等。

编写说明

费伯雄，字晋卿，号砚云子；生于清嘉庆五年（1800），卒于清光绪五年（1879）；江苏省武进县孟河镇人，生长在世医家庭，家学渊源，先儒后医，为清代著名医家；著有《医醇賸义》《医方论》《食鉴本草》《怪疾奇方》《孟河费氏医案》等。费伯雄以崇尚经典为旨，博采众长为法，化裁变通为用。其遵循中医经典理论，结合临床经验而有所引申发明；其师法张仲景及历代名医立方之法，而不尽用其药；其临证风格和缓醇正，立法自然，纯而不杂，尤其擅用“轻可去实”之法，处方用药平淡轻灵，主张以平淡之法获神奇之效；临床侧重诊治外感病及内伤杂病，尤其擅长治疗虚劳。

有关费伯雄的学术研讨文献，经中国知网（CNKI）检索，自 1980 年至 2017 年，有期刊论文 127 篇，会议论文 6 篇；学位论文中，论及费伯雄学术内容较多者共 11 篇。上述论文，主要论及费伯雄的生平考证、学术思想和临证经验探讨等。到目前为止，尚未见有关费伯雄的学术研究专著出版。

本次整理研究，对费伯雄医学著作的内容，相关文史资料及近现代相关研究文献等，进行了较为全面的收集、整理和研究。在现常州市北的孟河建有费伯雄故居和纪念馆，作者前往费伯雄故居走访，与纪念馆馆长访谈，收集了一些资料。本书主要内容，是论述费伯雄的学术思想、临证经验与后世影响等。特别是对于费伯雄具有原创性的医论医话、独特的临床经验和特色诊疗方法，加以收集、梳理、总结和阐释；以期为费伯雄学术思想及诊疗经验的传承、发扬和临床运用，提供有价值的参考和有益的借鉴。

本次整理研究依据的版本：费伯雄所著《医醇賸义》《医方论》《食鉴本草》《怪疾奇方》《孟河费氏医案》等五部著作。其中，《医醇賸义》，采用清同治二年（1863）本为底本，参考江苏科学技术出版社1982年出版的《医醇賸义》版本；《医方论》，采用中医古籍出版社1987年的版本；《食鉴本草》，采用上海科学技术出版社1985年出版，裘吉生编《珍本医书集成》本；《怪疾奇方》，采用浙江科学技术出版社2003年陆拯主编的《近代中医珍本集·验方分册》为底本；《孟河费氏医案》，采用学苑出版社2012年徐相任校，朱祖怡注释的版本。此外，参阅了有关费伯雄的现代论文，在直接引用文献处，以标引的形式直接注明出处，未直接引用的文献在书后的参考文献中予以说明。

本书编写过程中，得到北京中医药大学内经教研室翟双庆教授、中国中医科学院于琦副研究员的指导与帮助，在此表示感谢！

衷心感谢参考文献的作者及支持本项研究的各位同仁！

北京中医药大学　吴宇峰

2021年8月

目录

费伯雄

生平概述

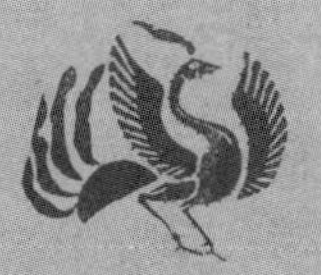

费伯雄，字晋卿，号砚云子；生于清嘉庆五年（1800），卒于清光绪五年（1879）；江苏省武进县孟河镇人，生长在世医家庭，家学渊源，先儒后医，为清代著名医家；著有《医醇賸义》《医方论》《食鉴本草》《怪疾奇方》《孟河费氏医案》等。费伯雄以崇尚经典为旨，博采众长为法，化裁变通为用。其遵循中医经典理论，结合临床经验而有所引申发明；其师法张仲景及历代名医立方之法，而不尽用其药；其临证风格，和缓醇正，立法自然，纯而不杂；尤其擅用“轻可去实”之法，处方用药平淡轻灵，主张以平淡之法获神奇之效；临床侧重诊治外感病及内伤杂病，尤其擅长治疗虚劳。

一、时代背景

嘉庆年间，清朝的政治实力由盛转衰。白莲教大起义，前后持续了近十年。清政府耗费巨资镇压，使得国力下降。费伯雄的少年时期，倾心于仕途，参加科考，曾屡屡受挫。在清道光十二年（1832）的考试中，费伯雄受到林则徐的赏识。林则徐时任江苏总督，其职责也包括监督每三年举办一次的省举人考试。林则徐对医学颇感兴趣，他很喜欢和这位医学世家子弟交谈，还让他为家人诊病，取得显著的疗效。费伯雄受林则徐影响很大，一直得到林家的帮助和支持。此后他开始悬壶济世之路，名声逐渐远播。

孟河位于现江苏省常州市新北区，古称南兰陵，后置南陵郡。常州经济发达，交通便捷，“上通京口，下引姑苏，襟江带湖，形胜甲于东南”，与上海、杭州、南京距离相若。常州太湖地区稻米产量富足，陆游曾说过“苏常熟，天下足”。1853—1864年，太平天国起义期间，朝廷几乎失去了对国家的控制力，江南地区的生活、生产和文化基础遭到严重破坏。朝廷镇压太平天国，致使国库亏空，国运衰退，这也是孟河医学的转折点。清咸丰十年（1860），太平军入侵武进县时，费伯雄已经60岁，费家离开孟河，迁至位于长江北岸的扬州。在这里，仍有很多患者需要他诊治，但由于战争原因，医疗资源紧张，他的妻子和爱女都死于疾病。

孟河一带人民生活富足，崇尚诗书，历史上名人辈出。如：南朝梁武帝萧衍，生于常州西北（现孟河一带）；常州画派的代表人物恽寿平，生于常州武进县；近现代洋务派代表人物、北洋西学学堂（今天津大学）和南洋公学（今上海交通大学）的创始人盛宣怀，亦生于常州武进县；中国共产党早期重要领导人瞿秋白、张太雷和恽代英，以及现代数学家华罗庚、医学家吴阶平等，皆生于此地。

孟河只是位于长江北岸的一个小镇，但是在一百多年的时间里，先后从这里走出六名御医，形成一个医学派别，算得上中国医学史上的一个奇迹。作为一个著名的医派，孟河医派的形成过程很长，最早可以追溯到东汉时期的葛洪。这个地区历代名医辈出，如：宋代的许叔微，明代的王肯堂等。到清代，孟河地区已经聚集了一批学识素养很高的中医人物，如费伯雄、巢崇山、马培之、丁甘仁等，为孟河医派的最终形成奠定了坚实基础。正如近代名医丁甘仁所说：“吾吴医家之盛甲天下，而吾孟河名医之众，又冠于吴中。”（《诊余集》序）

二、生平纪略

费氏一支，在秦末之际为躲避战乱，迁至吴兴郡，子孙散居于江南。

孟河费氏一脉，以费聪为一世；到第十六世费氏，有开始行岐黄之术者；传至费伯雄祖父费岳瞻，再传至费文纪，到费伯雄已经是费氏第二十二世。

费伯雄自小在孟河长大，其故居名养拙堂，现位于常州市新北区孟河镇大南门（古名定常门）内 17 号。原为东西两纵列，各有 4 进，现仅存西纵第三进 3 间，硬山式，面阔 10.2 米，进深 7 檩 7 米。中为厅屋，两侧偏房。厅屋东向明处配置落地花格长窗，两侧偏房东向明处为半墙矮木格花窗。房屋建于清咸丰、同治年间，称“养拙堂”。

费伯雄生长在世医家庭，家学渊源，先儒后医。他自幼聪明，4 岁能够背诵唐诗，6 岁入塾读书，过目不忘，能写出很好的对联。少年时期和成年后的最初几年，他一直都在准备科举考试。道光十二年参加科举考试，考取明经科。但是之后其科举之途坎坷，屡试不中，最终放弃仕途而继承家学。他专心研究医书，博览《内经》《伤寒论》及后世诸名医著述，取其精要，去其偏执，于脉学及杂证尤有心得。悬壶执业不久，声名远播，以擅长治疗虚劳驰誉江南。费伯雄在医术上归醇纠偏，用药醇和不奇，方子精纯而不杂，以用药“和缓”闻名。临床侧重诊治外感病及内伤杂病，尤其擅长治疗虚劳。曾因治疗时任江苏知府林则徐的家眷，获得良好效果而得其赏识。及至清道光年间（1821—1851），太后患肺痈，诏费伯雄诊病，大获痊愈，赐匾曰“是活国手”。道光皇帝患失音，费伯雄献上良方，又治愈了皇帝的病，皇帝赐联“著手成春万家生佛，婆心济世一路福星”，就此名声大噪。清道光十二年（1832），费伯雄还曾为左宗棠治过病。咸丰八年（1858），清军江南大营主帅向荣因大营被破，忧忿劳累之下咯血于丹阳，其帮办——江南提督张国梁，请费伯雄去丹阳为其医治。向荣愈后赠匾额，誉其谓“费氏神方”。清咸丰十年（1860），太平军二破江南大营，费伯雄避居扬州，请他看病的达官贵人络绎不绝，远近求医者慕名而至，门前时常舟楫相接。

费伯雄切脉水平极高，能“晰脉知微，察如丝缕”。其用药精准，主张“培养灵气”，用药戒偏戒杂。他认为习医要强调师古法古方，但师古而不泥古，不趋奇立异，以平淡之法获效。其推崇李东垣温补脾胃、朱丹溪滋水养阴之法。他认为“天下无神奇之法，只有平淡之法；平淡之极，方能神奇”。因此，其处方用药多以“协调阴阳，顾护正气”为前提，诊病时必须明辨经络，知病由生，针对各种不同病因，灵活应变，疗效显著。

费伯雄认为，在临证过程中，医者常常遇见的还是常见病，奇病怪病毕竟少见。医者只有掌握了常见病的辨别、诊断和治疗，才有可能驾驭复杂疑难的奇病怪病，医者平时不应该崇尚标新立异。费伯雄在其著作中论述的病，大多数属于内伤杂病，涉及伤寒病不多。在其留下的医案中，有几个涉及伤寒外感和外科的验案，可以窥见费伯雄对外感时病以及外科、妇科、儿科等方面的治疗思路。

费伯雄不仅医术高超，而且医德高尚。他平时临证施治严谨认真，能想患者之所想，急患者之所急。当时，医风不良，费伯雄大声疾呼：“欲救人学医则可，欲谋利而学医则不可，则利心自淡矣！利心淡则良心现，良心现则畏心生。”又说“医虽小道系甚重，略一举手，人之生死，因之可不敬惧乎！”

在著作方面，费伯雄的医学代表作，是其集40年之临床心得写成的《医醇》(24卷)。该书分察脉、辨证、施治、医理、治法、法外意六门，刻版未及一半，被战火所毁。费伯雄渡江避难，居扬州之后，因左足偏废，坐卧室中，追忆《医醇》中语，遂笔录出十之二三，因而更名《医醇賸义》，书凡4卷。书中论理简要，分类详细；创制新方，后附古方。费伯雄提倡醇正和缓，平淡中出奇，方方实用，不尚空谈。这部著作，可以说是费伯雄主要学术思想的结晶。1865年，他对《医方集解》逐加评述，写成《医方论》，语简明快，多中肯綮。费伯雄还著有《食鉴本草》《本草饮食谱》《食养疗法》，及批注《医学心悟》等。除医学著作外，费伯雄还工书画、诗词、歌赋，留有《留云山馆文集》《留云山馆文钞》及《留云山馆诗钞》等。

费伯雄的医术在当时影响极大，求医者络绎不绝，民间将其视为“华佗再世”。《清史稿·卷五百二》有费伯雄传，评曰：“诣诊者踵相接……清末江南诸医，以伯雄为最著。”其享盛名数十年，家境也因此逐渐殷实起来，其子孙大多从事医疗事业。尽管如此，费伯雄和其祖先一样，十分关心普通民众的生活，组织促成地区救灾和治水的事宜，大力赞助慈善组织，调节民间纠纷等。

同时，费伯雄取得的巨大成就与显赫声望，也吸引了孟河的其他家族进入医疗行业。孟河各家以弘扬医术为宗旨，著书立说，广收门徒。他们不拘门户，相互学习，借此聚拢了一大批中医名家，也培养出一批批优秀的学生。从此孟河医家队伍不断壮大，孟河医学事业更是蒸蒸日上，逐渐形成“孟河弟子满神州，孟河医术遍天下，历经200年而不衰”的局面。

费伯雄

著作简介

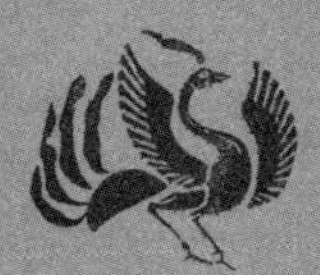

费伯雄的医学著作，有《医醇賸义》《医方论》《食鉴本草》《怪疾奇方》《孟河费氏医案》等。兹分别就其内容要点及相关情况，简要介绍如下。

一、《医醇》(《医醇賸义》)

《医醇》，共计24卷，成书于清同治二年（1863）。费伯雄在其另一部著作《医方论》序中，曾解释为何取“醇”字。费伯雄谈到，所谓醇是指义理得当，而不需要处方中非要选用新奇的药物；“醇”字也并非不求有功、但求无过的意思。他举例说到，张仲景的三个承气汤都是峻猛之药，但都可以用于危急重症，虽然药力峻猛，亦属用药醇和。后《医醇》一书因战火而丢失，而坊刻定本和其家藏副本也因火灾付之一炬，他寻找两年也没有找到丢失之卷。

费伯雄晚年左足偏废，常年居于家中，根据回忆随笔录出原书内容，然已不及原书十之二三。在门人的劝说下将其付梓，改名为《医醇賸义》。

《医醇賸义》，共计4卷，27篇，列述风、寒、暑、湿、燥、火六气之疾及虚劳内伤诸杂病。卷一，8篇，分别针对脉法、察舌要言、四家异同、重药轻投辨、同病各发、中风、中寒、暑热湿进行辨析。其中，重药轻投辨、同病各发、中风、中寒、暑热湿后，附有方剂。卷二，7篇，分别是秋燥、火、劳伤、脑漏、鼻衄、齿牙出血、关格。卷三，6篇，论述咳嗽、痰饮、结胸、疟、黄瘅、三消。卷四，6篇，对痿、痹、胀、下利、诸痛和三冲进行论述。每篇先论病症，随载自制方，后附古方。古方放后，是为了让读者先掌握病症以及治疗方法，然后再对照古方一一参看，可以一一印证他主张的治法不拘泥于成法，但又不是天马行空。该书是费伯雄医学经验集大成之作。费伯雄对此书非常重视，曾说“自念一生精力，尽在《医醇》一书”。

二、《医方论》

《医方论》，共计四卷，最早刊行于清同治四年（1865）。此书是对汪昂所著《医方集解》所选之方，一方一论逐一地加以注解评论，不涉及其他方剂。其云：“盖欲为初学定范围。”费伯雄认为，当时有些医生把《医方集解》奉为“枕秘”，但并未意识到其中不好用、不宜用的方剂也不少，指出其漫无目的地翻阅、套用方剂，是草菅人命的做法。如费伯雄在注释补中益气汤时提到，汪昂在理气之剂中首选补中益气汤，是为了遇到阳虚发热之证时，不会误作伤寒而妄用汗下之法；但是有些不善于学习的医生，读此之后一遇到发热病证，不论阳虚阴虚，不论上实下实，就认为甘温能除大热，用之为害不小。《医方集解》中的主治和注释，没有纳入本书，读者可据《医方集解》对照阅览。本书根据《医方集解》，分补养、发表、涌吐、攻里、表里、和解、理气、理血、祛风、祛寒、清暑、利湿、润燥、泻火、除痰、消导、收涩、杀虫、明目、经产二十类方剂。

三、《食鉴本草》

《食鉴本草》，共一卷，一万余字。费伯雄认为，中医学自古药食同源，此书不同于一般的食谱，所选谷菜瓜果鸟兽等都是常用之品。文中说理多用平常之文。如“梅子，止渴生津，多食坏齿损筋，令人膈上发寒热。服地黄人更不可食。乌梅安蛔止痢敛肿，不可多食”。文内多谈禁忌，少谈功用，这亦是费伯雄调理内伤杂病的特色之一。全书将食物分为谷类（12种）、菜类（22种）、瓜类（6种）、果类（26种）、味类（9种）、鸟类（3种）、兽类（3种）、鳞类（9种）、甲类（4种）、虫类（2种），共10大类。将食疗方剂按病因分为风类（6首）、寒类（6首）、暑类（3首）、湿类（5首）、燥类（10首）、气类（3首）、血类（10首）、痰类（4首）、虚类（25首）、实类（2首），共10类。另附有生产保全母子神方、产后必要芎归方、稀痘奇方、秘传肥儿丸、重刻大宗伯董玄宰先生秘传延寿丹方等。本书内容贴近生活，所述之品大多属于生活常见、常食之物。如大枣，费伯雄曰：“生食损脾作泻，令人寒热腹胀，滑肠难化。瘦弱人更不可食。热食补脾，和诸药。凡中满与腹胀牙痛者，俱不可食。小儿多食生疳。忌同葱食。”在“痰类”中，费伯雄提供了四种食疗方法：茯苓粥、竹沥粥、蒸梨和苏子酒。

四、《怪疾奇方》

《怪疾奇方》，是费伯雄收集前代医家对罕见病、奇病的治疗论述，而编成的一部验方集。成书于清同治乙丑年（1865），之后有清光绪甲申年（1884）众宝室刻本，民国时期上海书局曾在1929年出版发行。全书共计收载152方。综观全书，疾病固怪，但很多治疗方法却很简便易行，所以，此奇方之“奇”字，并不是指方剂组成奇特，或者说选药冷门，而是效果独特的验方之意。如治疗手指甲尽脱，该症不痛不痒，费伯雄认为是肾经火虚，用六味地黄汤加柴胡、白芍、骨碎补治疗。再如，遍身毛窍接连出血，如果不出血，皮肤鼓胀，不久眼鼻口就肿胀闭合，此病为脉溢，饮生姜汁一碗即愈。

五、《孟河费氏医案》

《孟河费氏医案》，一册。由其孙费绳甫收集，曾孙女婿徐相任点校而成，具体成书年代不详。现存版本，有费绳甫门人朱祖怡加注本。《孟河费氏医案》质朴醇真，按语无华词修饰，立方选药处处体现和缓之功，用药往往寓神奇于平淡之中。医案分时病、疟、中风、痿、诸痛、肝气肝风、不寐、虚损、调养、风湿痰、咳、肿胀、呕吐呃、大小腑、妇科、儿科、外科、瘀伤、眼耳、喉科，共二十门。医案只有少数几则有剂量，大多并无剂量记载，是以为憾。

费伯雄

学术思想

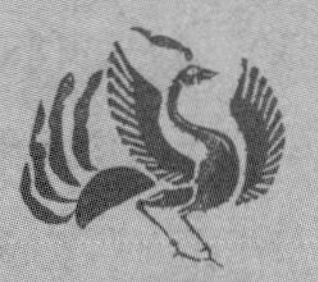

一、学术渊源

（一）家学相传

费伯雄祖籍，为江西错山县，世为明臣，后因战乱，从清军渡江。费伯雄远祖费尚有（1572—1662）夫妇遂定居孟河并弃儒从医，开孟河费氏之医学生涯。费尚有之孙费宗岳本人是否业医尚不确知，然费宗岳之后除一人外，皆从岐黄之道，以“勿堕邪教以坏家”为宗训。费宗岳长子费德文（1691—1777）、十五子费德贤（1704—1760）、幼子费德圣（1708—1752），均悬壶济世。费德贤之子费国祚（1730—1500）德才兼备，是第一个在地方志上有记载的名医，称其“精医”。费国祚幼子费文纪（1760—1834年）为其衣钵传人。费文纪之子费伯雄（1800—1879）秉承家学，成为费氏医学之代表。因费宗岳——费伯雄一脉产生了三代名医，因而在家族中地位最高。孟河费氏还有两支，费宗岳——费兰泉（1818—1878），费宗岳——费士廷（1793—1884），虽同样产生了众多医家，然其医名不敌费伯雄一脉。至今费氏已历经十二世，300多年。其中，以第七代费伯雄、第九代费绳甫（费承祖）最为著名。

（二）经典为宗

1. 对《黄帝内经》的继承与发挥

费伯雄非常注重经典研习，尤以《黄帝内经》为宗。在他的著作中，许多章节均以《素问》《灵枢》理论为句首，继而以自身的临证经验为基础，对经典进行创造性的阐述和发挥，言言典要，开启后人。其中，咳嗽、胀、痿，分别以《素问·咳论》《灵枢·胀论》《素问·痿论》的原文作为理论依据，而后详细地解释未明之理并引申之，使后学明白晓畅并立法处方。

对于“五脏六腑皆令人咳，非独肺也”，费伯雄指出心、肝、脾、肾“假途于肺”而致咳嗽，是四脏通过经脉的循行与肺相关而相互影响。“五脏咳久，传于六腑”，亦是因为互为表里的经脉相互影响。肺咳分寒、热、虚、虚甚、实、实甚、嗜饮（酒）伤肺、风痰吼咳、肺痈咳脓痰、肺痿喘咳夹红十种。他所论六腑之咳与《素问·咳论》中咳的症状完全相同，还进一步解释大肠咳是“肺热移于大肠，更兼风入空窍”所致，“当培土化热，兼以息风”。膀胱咳，因为气不能禁而遗溺，久咳则三焦俱病，“此皆聚于胃，关于肺”。前者因为“胃为五脏六腑之本”，后者因为“咳必动肺”。而五脏之咳与《素问·咳论》中的症状有所不同。《素问·咳论》的病症都在经脉循行部位，《医醇賸义》除部位与其相同外，多述临床症状。如肝在五志为怒，“诸风掉眩皆属于肝”，故怒且眩；脾主四肢，主运化，恶湿，湿阻气机，故见满而倦；肾在五液为涎，以此类推，五色为黑，五味为咸，自当归于肾，“吸入肾与肝”“肾主纳气”，故呛喘。两者相比，费伯雄之论更具体且有利于临证辨识。重要的是，其所论每一脏腑咳嗽在阐明病机的基础上均列出方药，可补充《素问·咳论》有论无方之不足。这是对《内经》理论的发展应用和创新。

费伯雄之胀论。依《灵枢·胀论》所言，指出病因一由“厥气”，一由“寒气”。费伯雄指出，“各种胀症皆由浊阴上干清道所致”。《素问·至真要大论》曰：“诸胀腹大，皆属于热。”此处之胀是以热立论的。然而，据现今临床所见寒证多热证少，费伯雄亦以寒立论，故治疗总则以温为主。因五脏主“藏而不泻”，故以养为主；六腑主“泻而不藏”，故以通为主。心胀需养神、除邪气，拨云见日，“自然离照当空”；肺胀当温肺降气以解寒邪；肝喜条达，肝胀，胁下满而痛引小腹，因肝“壅极而绝”，当疏肝化浊；脾胀当扶土渗湿；肾胀当温肾祛寒；胃胀当温中平胃祛寒；大肠胀当温通肠胃，上下兼顾；小肠胀当分理水谷；膀胱胀当理气行水，佐温真阳之味；三焦胀，因受寒气逆，而气无形质，故胀而“轻轻然不坚”，治当调和气血、疏通行水；口苦多以为肝胆之热，胆胀口苦，费伯雄以为“寒气干之”，当轻扬和解；风火的治疗兼用轻扬解散，前者轻扬指疏肝郁，后者轻扬宣散风火，虽所指不同，但肝胆通于风气，所以治疗有相通之处。此外，费伯雄将《灵枢·水胀》中对水的论述，及肤胀、鼓胀等内容，也纳入此篇一并论述。他指出“上即目肿，下又胫肿，中则腹大”，是脾胃衰败不能制水而“泛滥不收”，且又“犯胃射肺”，此时病情“危机之至”，与西医的右心衰竭的临床表现基本相同，虽水邪势重，仍反对用“峻猛”之剂，如“舟车、疏凿等法”，而注重保元气。如只图大量利水，“水气虽去，元气随亡”，又何治哉？肤胀当“扶正祛寒，理气化浊”；鼓胀用扶抑归化汤，“扶土抑木兼化阴邪”，使肝有所归，气血有所化。方中仅两味利水药，余皆健脾理气疏肝之品，此法可供借鉴。水胀、鼓胀二者，都是重危症，都呈邪盛之势，但其不是见症治症，而是追究病因，先保正气，是其和法缓治思想的具体体现。具体而言，其和肝脾建中以缓功治水，拒用峻猛利水药图一时之快。

依据《素问·痿论》，费伯雄将痿的病机和治疗归纳为“诸痿起于肺，治痿重阳明”。胃为五脏六腑之海，为气血化生之源，所生气血精华“上输于肺，肺受精气，然后泽沛诸脏”。也就是说，只有通过肺的作用，胃才能行使“滋养一身”的功能，故言“痿起于肺”。人一身之精神气血皆胃所生，且阳明“主润宗筋”“宗筋主束骨而利关节”，自此五脏之痿“可以次第区别”。费伯雄虽未明示，但肺、脾、肝、肾之排序符合其所论。肺因“所求不得”而“受熏蒸”致痿，所求不得，“全因肺阴耗散，肺气空虚”。五脏之痿皆由热而起，因所属脏之不同而治法也有所差异。肺气热，养肺胃之阴，健脾强筋，玉华煎主之；心气热，调荣通脉汤主之；肝气热，水木华滋汤主之；脾气热，坤顺汤主之；肾气热，滋阴补髓汤主之，单从主方名称，可以看出其治疗思路和治疗方法。

费伯雄依经旨立论，但不是单纯引用，而是结合临床表现和治疗方法，具体解释《内经》理论的隐晦之处，进而有所引申发明，并以类推的方法融入常见的症状，使理论更有利于临床应用与操作。即所谓“解经者不必过事高深，但求谛当”。可见其尊经并不崇拜，更注重临床实用，这与清代“经世致用”讲求实证的学术氛围不无关系。

2. 对《伤寒杂病论》的继承与发挥

费伯雄非常重视“仲景思想”，推崇张仲景为“立方之祖，医中之圣”，深感其所著《伤寒论》《金匮要略》等，是后世学者的金科玉律，认为“后起诸贤，不可相提并论”。其书中所论和医疗实践，充分体现了这一点。

费伯雄认为，“《金匮要略》有痉湿之训，后贤推而广之，立方愈多，醇驳互见”。从《金匮要略》开启对痉病的病因认识，后世认识纷繁，有其发挥和临证的应用。从费伯雄的观点来看，是参差不齐，有可借鉴处，也有其谬识。他认为，痉病的发生，伤寒可发生，温病时邪亦可发生，两者不可同日而论。对痉病的病因，从风热、暑热、湿热来认识。提出“盖伤寒有痉病，时邪亦有痉病，而时邪之痉，与伤寒之痉，又复不同。三气之痉，只须究其致病之由，或由风热，或由暑热，或由湿热，见症治症，直截了当”。关于痉病的治疗，费伯雄提出，“若牵涉伤寒之痉，较量比例，虽繁称博引，更令人滋惑矣。且三气为病，非有沉寒痼冷，如冬月伤寒之比，若拘执太阳篇中之痉病，动辄麻黄、桂枝，何异抱薪救火乎！兹特举症于前，列方于后，以便检阅”。费伯雄认为，不可拘泥于伤寒太阳篇中用麻黄汤、桂枝汤化裁治疗所有的痉病；提倡辨清病因，区分寒、热、湿何因所伤，辨证用药；强调痉病应分刚痉、柔痉论治。

痹证在《金匮要略·中风历节病脉证并治》中称为“历节”，书中对其症状描述为“诸肢节疼痛，身体魁羸，脚肿如脱，头眩短气，温温欲吐”。痹证的病机是“风寒湿三气杂至”，因“六淫之邪，暑燥火为阳，风寒湿为阴，阴气迭乘，营卫不通，经脉阻滞，筋骨肉三部俱病，而三痹之症作矣”。风气胜者发为行痹，因“风为阴中之阳，中人最速，其性善走，窜入经络，故历节作痛而为行痹”。寒气胜者发为痛痹，因“寒为阴中之阴，乘于肌肉筋骨之间，营卫闭塞，筋骨拘挛，不通则痛故为痛痹”。湿气偏胜者，发为着痹，因“着者重着难移。湿从土化，病在肌肉，不在筋骨，所谓腰间如带五千钱者是也”。对于上述痹证，张仲景用桂枝芍药知母汤、乌头汤和白虎汤治疗。费伯雄自制方剂，其言“古有三痹汤，今复自制三方”，即温经养营汤、龙火汤、立极汤。痹证既有轻症，又有重症，也有恶候。因此，费伯雄指出，治疗要分清层次，总以祛邪活络，缓急止痛为其大法。对于风胜者，用散风之品，当中病即止，不可多用，以防风燥之剂伤阴、燥血、耗气；对于寒胜者，在散寒的同时，须结合助阳之品，使其阳气充足，则血活寒散，滞通痹畅而病愈；对于湿胜者，在渗湿化浊的同时，佐以健脾益气之品，使其脾旺能胜湿，气足无顽麻；对于热胜者，以清泄郁热为主，佐以活血通络，亦须防苦寒伤阳、滞湿之过；对于病久入络者，本着“治风先治血，血行风自灭”之理调之，须配以扶正药物。

（三）遥承各家

费伯雄，一生精心研究历代各家医学经典理论著述，从中吸收其精华，尤其对刘完素、张从正、李杲、朱震亨等金元四大家的理论，有非常理性而独到的认识，他一分为二地进行分析，避短就长。

例如：费伯雄认为，张元素、刘完素，善散善攻是其长处，但用药太峻即是其短处；李杲，朱丹溪“一补阳，一补阴，实开二大法门”，但李杲喜用升麻、柴胡，朱丹溪常用知母、黄柏，而费伯雄却认为，此四味药不可常用，凡涉及有这些药的方子，很少选用，而是以自制性缓平和的方剂使用为多。

又如，中风的病因病机，多认为是由积损正衰所致，或由于年老体弱，或由于久病气血亏损，元气耗伤。唐宋以后，特别是金元时代，许多医家以“内风”立论。如：朱丹溪认为属“湿痰生热”，或脾失健运，痰浊内生，过食肥甘醇酒，致使脾胃受伤，脾失运化，痰浊内生，郁久化热，痰热互结，壅滞经脉，上蒙清窍；或素体肝旺，气机郁结，克伐脾土，痰浊内生；或肝郁化火，烁津成痰，痰郁互结，携风阳之邪，窜扰经脉，发为本病。此即《丹溪心法·中风》所谓“湿土生痰，痰生热，热生风也”。此外，刘完素认为，中风的主要病机是“心火暴甚”，李东垣认为，重在“正气自虚”。费伯雄对中风病的病因病机，也是从“内虚邪中”立论。其提出“经曰：风者，百病之长也。风性轻而善走，无微不入，其中人也易，其发病也速，故为百病之长”。其从风邪的特性和致病特点，讨论中风病的外因，提出“人惟卫能捍外，营能固内，腠理秘密，毛窍不开，斯贼风外邪，无能侵犯。否则正气一虚，外风乘间伺隙，由表入里，而病亦由浅入深矣”。认为正气内虚是中风病发病的内因。费伯雄也重视外因的作用，以风为主，火、气、痰乃与风合并交作。主张用侯氏黑散之牡蛎、矾石等收涩敛肝药，使腠理固密，肝风不动，并提出治脾胃以实中州，为固本之计。

再如，对于头痛的病因认识，从《内经》的外风致头痛，到张仲景之六经头痛，逐渐认识到风、火、痰、虚乃头痛之病因。李东垣在《东垣十书》中，论述了伤寒头痛、湿热头痛、偏头痛、真头痛、气虚头痛、血虚头痛、气血俱虚头痛、厥逆头痛等，还补充了太阴头痛和少阴头痛，为头痛分经用药创造了条件。《丹溪心法》中，提出头痛多因痰与火。如《丹溪心法·头痛》：“头痛多主于痰，痛甚者火多，有可吐者，可下者”；“头痛须用川芎，如不愈各加引经药。太阳川芎，阳明白芷，少阳柴胡，太阴苍术，少阴细辛，厥阴吴茱萸。如肥人头痛，是湿痰，宜半夏、苍术。如瘦人，是热，宜酒制黄芩、防风”。费伯雄则提出，“头痛有因于风者”“有因于火者”“有血虚头痛者”，认为头痛的病因乃风、火、虚所致，并各立治法方药。外感头痛，用香芷汤；肝阳头痛，用羚羊角汤；血虚头痛，用养血胜风汤。费伯雄分别讨论了外风头痛、肝火上炎头痛和血虚头痛的治疗方法和用药。费伯雄描述的外感头痛，除头痛症状外，另有外感风邪的一系列表现，“头痛有因于风者，肌表不固，太阳受风，巅顶作痛，鼻窍微塞，时流清涕，香芷汤主之”。他描述肝阳上亢的头痛，“有因于火者，肝阳上升，头痛如劈，筋脉掣起，痛连目珠”。因火而起者，此火为内火，多与七情有关，治疗要息风而不可助火，用羚羊角汤。他描述血虚头痛，论及“有血虚头痛者，自觉头脑俱空，目眊而眩，养血胜风汤主之”，其主要表现为空痛，而且有视物模糊和眩晕的现象，头痛而晕，治以滋阴养血补虚为要，以自制养血胜风汤治之。

二、学术特色

（一）崇尚经典，师古不泥

费伯雄治学态度严谨，既博览群书，汲取前人之有益经验，又不泥古，而能立自家之主见。临证悉心体察，做到择善而从，故其学有成就。费伯雄特别强调师古的重要性，其秉持的医学理论，是在融会贯通《内经》《伤寒杂病论》以及金元四大家等学术思想的基础上形成的，并积极求新、求变、求发展。

例如《医醇賸义》的许多章节中，均以《内经》理论为句首，继而以自身的临证经验为基础，对经论进行创造性的阐述和发挥，言言典要，开启后人。而且他也很重视“张仲景的学术思想”，推崇张仲景为“立方之祖，医中之圣”，称其所著《伤寒论》《金匮要略》是后世学者的金科玉律，认为“后起诸贤，不可相提并论”。其对刘完素、张子和、李东垣、朱丹溪金元四大家的主张，有非常理性而独到的认识，其曰：“张、刘两家，善攻善散，即邪去则正安之义；但用药太峻，虽有独到之处，亦未免有偏胜处……李、朱两家，一补阳、一补阴，即正盛则邪退之义，各有灼见。”对于金元四大家，其认为各有独到之处，卓然成家，但未免有偏颇之处。比如，同样是发热，仲景治热病皆伤寒之类，常用桂枝、麻黄等汤，以治外感发热；至于内伤发热，李东垣则以甘温治阳虚之发热，朱丹溪则以苦寒治阴虚发热。不同的是一为外感，一为内伤阳虚，一为内伤阴虚，各有不同的着眼点，从不同的角度补充前人所未备。如不明白其中的道理，混为一谈，阳虚发热治以苦寒，阴虚发热治以甘温，无异于操刀杀人。由于历史条件的限制，自古以来学医者各承家技，偏执一法，以己之得，谤人全非的现象比比皆有。“宗东垣则诋丹溪，宗丹溪则呵东垣”，这些现象的产生，都是学不渊博，理法不醇的结果。所以“学医而不读《灵》《素》，则不明经络，无以知致病之由；不读《伤寒》《金匮》，则无以知立方之法，而无从施治；不读金元四大家则无以通补泻温凉之用，而不知变化”。只有博览群书，刻苦钻研，去粗取精，执简驭繁，才能做到师古不泥，去粗取精，学有所成。费伯雄告诫后世学者当用其长而化其偏，期为得之。若各偏异辞，互相诋毁，当为掺杂个人的偏见或学派门第之见，往往不能全面、正确地认识和继承前人的学术精髓，师古人之意，不泥古人之方乃善学古人。这充分体现出了其博采众长的睿智。费伯雄奉劝学医者对于金元四大家，“要于各家之异处，以求其同处……才不至于各宗所是，自误以误人”，反映了他并非一味固守经旨，或囿于一家之言，是赞同因时、因地、因人、因病、因证、因病而异以制宜。

费伯雄不仅博采众长，而且对待学术问题客观公正，敢于批评、创新。如《医醇賸义》与喻昌的《医门法律》，不仅篇目、附方相近，而且观点相通，对喻昌的学说颇多发挥。但他对喻昌并不迷信、不盲从，对其错误与缺陷也予以纠正和补充。如费伯雄对《医门法律·中风门》中将“空窍”解为“胃肠”，表示怀疑并提出疑问。其曰:“所谓空窍者，乃指毛窍及腠理言之……”从解释中风的病因病机、阐述药性方义等方面来说，无疑费伯雄的说法更为可信。因“内风不动，则不与外风勾结，此便是阻截之法”。又如，费伯雄在“槐花散”条，驳正陈修园“胃中无血”之谬；在“侯氏黑散”条，对喻嘉言“牡蛎、矾石堵御之妙”提出异议；在清暑之剂中，力辩四味香薷饮非为寒凉而设等，这都反映了费伯雄归醇纠偏，由博返约的立论宗旨。其主张要得其所详而不忽其所略，“求其纯粹以精”。鉴于当时医学“芜杂已极”，而“不失和、缓之意者，千余年来，不过数人”。故其力倡治病以和缓平正为宗，用药以清润平稳为主，使“后学一归醇正，不惑殊趋”。基于这一学术思想，《医醇賸义》一书用药平和，选方中正，每每于平淡中见新奇。据统计，《医醇賸义》载方480余首，其中自制新方193首。费伯雄治病，反对套用古人成方，主张“自出手眼，辨证察经”，其自制方剂纯系临床实践经验所得，对后世方剂学的发展无疑是一重要的贡献。在用药上，费伯雄除有清润、平稳之特色外，还悉心研究食疗方法。在书中480余首方剂中，经常参合使用血肉有情之品和人们日常生活中离不开的常见食饵，作为填补本草药物疗病之缺。

费伯雄崇尚经典，博闻多识，在汲取前人经验的基础上，通过临床实践，改革创新，创造了许多新的方剂和方法。如其在论述鼻衄的病因病机和治疗时指出，近代某些医家治衄，往往“因方书犀角地黄汤条下有统治吐血、衄血之语，一遇鼻衄即以犀角地黄汤治之，究竟百无一效”。其原因是他们“拘执古方，不明经络”，不辨脏腑，没有严格地按照辨证论治的规律选方用药。费伯雄认为，鼻衄病属肺肝，而“犀角地黄多心肾之药，用以治肝肺，宜其格不相入”，所以无效。为此他特制了豢龙汤（羚羊角、牡蛎、石斛、南沙参、麦冬、川贝、夏枯草、丹皮、黑荆芥、薄荷炭、茜草根、牛膝、茅根、藕），专治鼻衄。临床上对于大衄不止，以及鼻衄反复不已者，无不应手而效。羚羊角虽非止血，但方中取羚羊角，意在清泄肺肝；用牡蛎平肝敛肝；用夏枯草、丹皮凉肝泻肝；又用石斛、沙参、麦冬、川贝清养肺胃，俾胃气清润，化源不绝，肺有所滋。以此金清木平，血得归藏。更用黑荆芥、薄荷炭散热止血，茅根凉血止血，茜根和中止血，藕收涩止血，牛膝引血下行。诸药相伍，实有泻肝不伐肝，润肺先润胃，止血不留痕之意。又如，其自制的驯龙汤（龙齿、珍珠母、羚羊角、菊花、生地黄、当归、白芍、薄荷、沉香、川断、独活、钩藤、红枣），驯龙驭虎汤（龙齿、珍珠母、琥珀、生地黄、玉竹、瓜蒌皮、石斛、柏子霜、白芍、薄荷、莲子、沉香），以及甲乙归藏汤（珍珠母、龙齿、沉香、薄荷、生地黄、柴胡、白芍、归身、夜合花、丹参、柏子仁、夜交藤、红枣），就是深得许叔微珍珠母丸的制方之旨，把握了阴血不足，风阳内动这一病机特点，化裁变通而来的。三方分别主治肝肾阴虚，风阳内动所致的五心烦扰，自头至腰时时作颤，坐卧不安；心肾阴虚，君主失宁所致的惊悸气促，喉舌作痛；厥少同病，心神扰乱所致的彻夜不寐，间日轻重，如发疟然，具有良好的治疗效果。由上可见，费伯雄学有渊源，不泥古方，在诊疗实践中，能洞察病机，致病求本，创制了许多切实有效的方剂。

（二）医术醇正，用药轻灵

费伯雄主张，临床诊治戒偏戒杂，要“醇正”“和治”“缓治”，以平淡之法而获奇效，不尚矜奇。其所著《医醇賸义》一书，就是试图通过倡导“和缓”来达到“醇正”的目的。如其在《医方论·自序》中提到，“醇正”不是“不求有功，但求无过。若仅如是，是浅陋而已矣，庸劣而已矣，何足以言醇正！”明言“所谓醇正，在义理之当，而不在药味之新奇”。醇正的标志，在于“医理之得当，而不在药味之新奇”，在于药能切病愈病，而不在药品优劣峻缓。“如仲景三承气汤颇为峻猛，而能救人于存亡危急之时，其峻也，正其醇也。”关于“和缓”，费伯雄认为“疾病虽多，不越内伤外感。不足者补之，以复其正；有余者去之，以归于平。是即和法也，缓治也。毒药治病去其五，良药治病去其七，亦即和法缓治也”。他认为“天下无神奇法，只有平淡之法；平淡之极，乃为神奇”。因为“疾病常有，怪病罕逢，惟能知常，方能知变”。和缓，是医家必须注意的一个方面。亦即，辨证施治，要按照知常达变的规律，必先精其常理常法，而后再求其变法变治。处方用药，要权衡利弊宜忌，注意顾全正气，不要“炫异标新，用违其度，欲求近效，反速危亡”。疾病有其自身的演变规律，治疗过程也得遵循客观实际，讲究实事求是。若违背规律而追求新奇，则往往事与愿违。

对于医学界执偏就杂而不能归之于醇正和缓的原因，费伯雄做了深入精到的分析。认为“学医而不读《灵》《素》，则不明经络，无以知致病之由；不读《伤寒》《金匮》，则无以知立方之法，而无从施治；不读金元四大家，则无以通补泻温凉之用，而不知变化”。这即是说，学之不深不博的浅薄之辈，想在医学上获得炉火纯青的医技是不可能的，当然也不可能做到醇正、和缓，而只会去标新炫异以惑众，害人害己。他对那些不深究医理，不严加辨证，而妄自标新立异的庸医，直斥为“欲求近效，反速危亡”。费伯雄主张和治、缓治，和、缓，代表和提倡的是一种平和务实、去除急功近利的风格。“和”则无猛峻之剂，“缓”则无急功之功，“和缓”乃先贤遗风。故费伯雄临证力求“醇正”，主张以平淡之法获神奇之效。其最擅运用“轻可去实”之法，处方用药大都以轻灵见长，在平淡中显神奇。例如，他在治疗时邪导致的呃逆，用降逆和中一法治疗。方用川雅连四分，淡吴萸三分，赤茯苓三钱，新会皮一钱，制半夏一钱半，广木香五分，佩兰叶一钱，白蒺藜三钱，粉葛根二钱，姜竹茹五分，广霍梗一钱，春砂仁一钱，佛手片五分。全方用药平淡无奇，却效如桴鼓。

无论是察脉辨证，还是立法制方，费伯雄都以醇正、和缓为原则。费伯雄用药醇正、和缓、轻灵，多寓神奇于平淡。通观其方，大多遵循性平药轻、不失和缓的制方准则，所选药物皆是平和之品，且剂量也普遍较轻。费伯雄强调要严格遵守“不足者补之以复其正，有余者去之以归于平”的和缓思想，勿实实虚虚，毋使正伤，毋伐天和。诊治疾病，首先辨别虚实，根据患者实际情况，应用补虚、泻实的不同方法；主张重病重药，不使姑息养奸，坐失良机。更主张轻病轻药，不要药过病所，反伤正气。此外，他还十分注意根据气候的寒温，环境的优劣，年龄的大小，体质的强弱，病程的长短等不同因素，灵活变通和缓之法。尤其注意保护正气，推崇李东垣和朱丹溪，认为此二人一重视补阳，一重视补阴，实在是开启了两大治疗法门。但是，他不主张多用升麻、柴胡、知母、黄柏等药，即使当用之时亦暂而不久。认为若以此败坏脾气，“遗患更劣”。所以在其著述中，但凡有此四味药的方子，多数弃之不用。从费伯雄的处方用药来看，非沉寒病冷，不用大热燥烈之品；非火热已极，不用大苦大寒之品；非中虚气陷，不用升阳举陷之品。

费伯雄以醇正、和缓为宗旨的学术特点，在制方用药的实际中，表现得尤为突出。例如：费伯雄所制调营敛肝饮（归身、白芍、赤芍、蛤粉、阿胶、枸杞、五味、枣仁、茯苓、陈皮、木香、生姜、红枣），专治肝虚为病。临床上对于操劳过度，营血大亏，虚气无归，横逆胀痛，以及其他顽固性胁痛，辨证属于营血不足，虚气横逆的，确有良效。揣其制方之意，实根据“精不足者补之以味”。用杞、归、芍、胶滋养肝血；治肝之法“补用酸”，以五味、枣仁、白芍补肝敛肝；“肝苦急，急食甘以缓之”，借红枣之甘缓急和中；又根据“见肝之病，知肝传脾，当先实脾”，用茯苓、木香、陈皮、姜、枣，调气畅中，健脾和营。整个方剂不凉不热，不腻不燥，不滞不破，确有平淡和缓之妙。立法稳妥，药味平淡，配伍确当，缓而不峻，虽不用理气止痛之品，而能收止痛之效，充分体现了他于常法中求疗效，于平淡中求神奇的和缓思想。费伯雄用药，主张轻药重投，反对重药轻投。他认为“重药既可轻投，何不轻药重投，岂不更为妥当”。费伯雄这一思想，主要是针对当时一些医家为标新立异，一味在处方用药上趋奇立异，而不注重分析病情、辨证论治的医风背景而提出的。他主张“和缓醇正”作为其医学的核心，倡导治疗疾病选择无毒的药物组方，使机体恢复常态。例如：对于无锡顾某，肝气太强，胃受其制，中脘不舒，饮食减少一案，他就是采用了轻药重投的方法，制抑木和中汤（蒺藜、郁金、青皮、陈皮、茅术、厚朴、当归、茯苓、白术、木香、砂仁、佛手），药仅疏肝理气，抑木和中，三剂病告痊愈。原是“脾胃不和之小恙”，而前医用大承气汤“小题大做，自炫其奇”，违背了因证施治的原则。之前的医生对疾病轻重浅深的程度认识不清，其结果只能是药过病所，克伐正气，于病无益。这种治病不见人的恶劣作风，是治学不够醇正的表现，危害匪浅。

费伯雄本着醇正、和缓的医学思想，化裁古方，创制新方，能够切中病机病情，往往获得较好的疗效。仔细分析费伯雄在《医醇賸义》中193首自制方，无不贯穿着和、缓、平、淡的四字原则。

（三）异病同治，同病异治

在《医醇賸义·卷一》“同病各发”论中，费伯雄以“同病各发”思想为出发点，围绕平肝潜阳，养血柔肝的治疗思路，将宋代翰林学士许叔微为治疗“游魂为变，夜寐不安”所制的珍珠丸（《普济本事方》）略为加减，以龙齿、珍珠母、生地黄、当归、白芍、薄荷、沉香为核心药物，临证加减创立了驯龙汤、驯龙驭虎汤和甲乙归藏汤，用以治疗三种重病。认为“盖同病各发，见症虽异，而致病则同，化裁变通，于不执成见中确有定见，斯头头是道矣”。这是一种“异病同治”的观点。虽然这里提到同病各发，这里所言“同病”，是指致病相同，病机相同；“各发”，指的是症状表现不同。但由于病机相同，则都用珍珠丸加减化裁来治疗。“同病异治”与“异病同治”，是中医早已确立的施治原则之一，概念的出现最早见于《内经》。如《素问·病能论》：“有病颈痈者，或石治之，或针灸治之，而皆已，其真安在？岐伯曰：此同名异等者也。夫痈气之息者，宜以针开除去之。夫气盛血聚者，宜石而泻之。此所谓同病异治也。”《素问·五常政大论》：“西北之气，散而寒之；东南之气，收而温之，所谓同病异治也。”这里体现了两个“同病异治”的观点，一是治疗方法，一是治疗原则。相同的疾病可以用针灸、砭石等不同的治疗方法进行治疗，这是治疗方法相异；相同的疾病，由于患者所处的环境不同，体质不同，而采用不同的治疗原则，这是治疗原则相异。后世所讲的同病异治大多是指后者，就是同一个疾病发生在不同的个体身上，由于其所处的自然生活环境的不同和体质的差异，而选用不同的治疗原则。

所谓“异病同治”是指“病”不同，却有相似的病机和证候，故采取“同”治之法。如《素问·至真要大论》言因火而致病者有五，可为诸热瞀瘛，可为诸禁鼓栗，可为诸躁狂越，可为诸逆冲上，可为诸病胕肿、疼酸惊骇。然其病因，皆属于火，均可以清热泻火之法治之。在《伤寒论》阳明病辨治中，指出：“食谷欲呕，属阳明也，吴茱萸汤主之。”在少阴病辨治中又言：“少阴病，吐利，手足逆冷，烦躁欲死者，吴茱萸汤主之。”在厥阴病辨治中又提出：“干呕吐涎沫，头痛者，吴茱萸汤主之。”一为阳明寒呕，一为少阴下利，一为厥阴头痛，合观3条，肝气犯胃，胃气虚寒的病机是一致的，所以均可治以吴茱萸汤。此乃“异病同治”之范例。再如《金匮要略·痉湿暍病脉证治第二》：“风湿，脉浮，身重，汗出恶风者，防己黄芪汤主之。”《金匮要略·水气病脉证并治第十四》：“风水，脉浮身重，汗出恶风者，防己黄芪汤主之。”风水与风湿是两种不同疾病，因同属表虚，病机一致，故同用一方，补卫固表，利水除湿。

“同病异治”必是因“病”同，而“证”不同的病机使然。清·程文囿在《医述·方论》中，对“同病异治”做了明确的阐释。其曰：“临床疾病变化多端，病机复杂，证候多样，病势的轻重缓急各不相同，故治法须变化万千。人有强弱之异，病有新旧之分，时有四季之差，地有五方之别；有时同病须异治，有时异病须同治，而同一病的各个阶段治法又不同。因此，只有随证立方，随病用药，唯变所适，才能纵横自如。”现在所说的“同病异治”和“异病同治”，与《内经》中的含义相比较，既有继承发展，又有不同之处。其不同在于，原来中医理论所说的“病”是中医诊断的病名，而现所言“病”则往往是西医诊断的病名。“同病异治”与“异病同治”，是以正确的诊断为前提。“同病异治”实则同病异证异治，“异病同治”实则异病同证同治，先辨“证”之同与异，其后才能确定“治同”或“治异”。“治同”与“治异”的关键，不在“病”之同异，而在“证”之同异。而“治”应作为治疗原则和治疗方法来理解。

费伯雄针对“同病异治”和“异病同治”，提出“同病各发”这一观点。其并非不重视经典，而是希望大家学习古人遣方制药的思路，不是单单照方搬抄，教条模仿古方，来治疗今世之病；遇到阴阳格拒的重病，更要详加审查思虑。以下列举费伯雄化裁古方珍珠母方，以一变三，治三种重病。

案例 1

丹徒张姓女，患五心烦扰，自头至腰，时时作颤，坐卧不安。费伯雄自制驯龙汤，连服数十剂而愈。驯龙汤：龙齿二钱，珍珠母八钱，羚羊角一钱五分，杭菊二钱，生地六钱，当归二钱，白芍一钱，薄荷一钱，沉香五分，续断二钱，独活一钱，红枣十枚，钩藤四钱后入。

案例 2

常州丁姓女，患惊悸气促，喉舌作痛。费伯雄自制驯龙驭虎汤，连服数十剂而愈。驯龙驭虎汤：龙齿二钱，琥珀一钱，珍珠母八钱，生地六钱，玉竹四钱，瓜蒌皮三钱，石斛三钱，柏子霜二钱，白芍一钱五分，薄荷一钱，莲子二十粒打碎勿去心，沉香四分，人乳磨冲。

案例 3

无锡孙左，身无他苦，饮食如常，惟彻夜不寐，间日轻重，如发疟然，一载未愈。费伯雄诊其脉，左关独见弦数，余部平平。因思不寐之症，共十三条，从无间日重轻之象，惟少阳受病，方有起伏。但少阳为半表半里之经，不进则退，安能久留？此实与厥阴同病，甲乙同源，互相胶结，故有起伏而又延久也。费伯雄自制甲乙归藏汤，连服数十剂而愈。甲乙归藏汤：珍珠母八钱，龙齿二钱，柴胡一钱醋炒，薄荷一钱，生地六钱，归身二钱，白芍一钱五分酒炒，丹参二钱，柏子仁二钱，夜合花二钱，沉香五分，红枣十枚，夜交藤四钱切。

按语：案 1 是震颤案，案 2 是惊悸气促案，案 3 是不寐案，三个医案的临床表现虽各不相同，但由于皆与肝气不舒，肝阳上亢有关，故治法均是以平肝潜阳，养血柔肝为主。用药方面，主用龙齿镇惊安神，清热除烦；珍珠母平肝潜阳，安神定惊，清肝明目；佐以生地黄清热生津，凉血活血；当归补血活血；白芍补血柔肝，平肝止痛；薄荷疏散风热，疏肝行气；沉香降气温中，暖肾助阳。虽发病不同，表现各异，但病机相似，辨证相通，故处方用药主体思路一致，用药核心相同，又根据不同的特点表现进行临证加减，充分体现了“异病同治”原则的临床应用。

（四）治疗虚劳，重视脾肾

费伯雄认为，“虚劳内伤，不出气血两途。治气血者，莫重于脾肾”。因肾藏精，精化气，“气之根在肾”；脾属土，土为万物之母，是气血生化的源泉；脾肾不虚，气血旺盛，“他脏纵有不足，气血足供挹注”。此言五脏处于相互生化的状态，即使生病也可以自愈。其次，其据孙思邈“补脾不如补肾”，许叔微“补肾不如补脾”之说立论。虽两位医家的观点相左，但费伯雄并未盲目地赞成某种观点，而是以客观的态度去认识问题。指出肾为先天之本，脾为后天之源，两脏为人生之根本，有相资互补之功能，补肾补脾之争看似相反，其旨实则相成，两者不应对立而应统一。其强调脾肾在内伤发病上的重要地位，故言脾肾是治疗虚劳内伤的关键所在。因为气能生血，血为气母，“阴阳生长，互相为根”，所以其强调救肾“必本于阴血”，而救脾“必本于阳气”。在具体施治时，更应视气血、升降、敛举之不同而斟酌立法。“血主濡之，主下降，虚则上升”，要采取“敛而降之”的方法；“气主煦之，主上升，虚则下陷”，应给予“举而升之”的治疗。这些论断，都是治疗虚劳的金科玉律。费伯雄还认为，“人身之气血，全赖水谷之气以生之”，“脾胃不败，则正气犹存，病家所以重胃气也”。故其论虚劳之治，时时以中焦脾胃之气为念，反对当时有医者治疗虚劳“不是以四物汤加知母、黄柏，就是以大造丸用龟板、黄柏，一派阴寒腥浊性味，将置脾胃生长之气于何地？”费伯雄觉得这不是在补养气血，而是在败坏气血，主张“不足者补之，以复其正”的和缓治法。因而，针对阴虚火动和阳虚气耗之虚劳，他分别创立了新定拯阴理劳汤、新定拯阳理劳汤以救其偏，从而确立了治虚劳注重脾肾的原则。新定拯阴理劳汤以生脉饮为底，合用甘寒之品，滋化源而补阴血。新定拯阳理劳汤，以保元汤为底，合用甘温之品，补真元而益阳气，皆立法和缓，不燥不腻，毫无伤阴败胃之弊。

费伯雄

临证经验

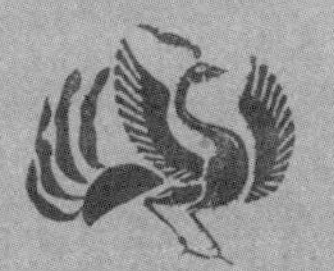

费伯雄重视中医理论在临床诊治中的重要作用。其遵循中医经典理论，又结合临床经验而有所引申发明。其师法张仲景，重视金元四大家及历代名医立方之法，而不尽用其药。其对内伤病的辨治，按所属经脉的不同，选用专入某经且与病机、症状相符之药自制新方，临机应变，更重化裁变通。其临证风格，和缓醇正，立法自然，纯而不杂，选药平淡轻灵，主张以平淡之法获神奇之效，尤其擅用“轻可去实”之法，其处方用药大都以轻灵见长。

一、病证诊治

（一）中风

1. 病因病机

中风的病因病机，费伯雄主“内虚邪中”之说。关于中风的病因，唐宋以前多以“内虚邪中”立论。如《灵枢·刺节真邪》：“虚邪偏客于身半，其入深，内居营卫；营卫稍衰，则真气去，邪气独留，发为偏枯。”《金匮要略》认为，中风为络脉空虚，风邪入中所致。唐宋以后，特别是自金元开始，对于中风的病因病机，医家多有从“内风”立论者，如：元·王履将中风分为“真中”与“类中”，明·张景岳倡导“非风”之说，强调中风属“内伤积损”所致，明·李中梓将中风明确分为闭证、脱证。此外，《内经》及历代医家多认为，本病的发生原因，与体质、饮食、情志等有密切的关系。如《素问·通评虚实论》：“仆击、偏枯……肥贵人则膏粱之疾也。”

费伯雄的“内虚邪中”之说认为，所谓脾湿生痰也好，五志过极化火也好，还是烦劳过度致气火俱浮也罢，终归都是由风而引动。其曰：“盖其人有火气痰偏胜之处，因中于风，则有火者为风火；有气者为风气；有痰者为风痰。风为主，而火与气与痰，乃与风合并交作，方为标本分明。”（《医醇賸义·中风》）关于风邪的致病作用，费伯雄指出：“经曰：风者，百病之长也。风性轻而善走，无微不入，其中人也易，其发病也速，故为百病之长。”又曰：“人惟卫能捍外，营能固内，腠理秘密，毛窍不开，斯贼风外邪，无能侵犯。否则，正气一虚，外风乘间伺隙，由表入里，而病亦由浅入深矣。”

2. 辨证论治

（1）证候分类

①中络

中络、中经，合称中经络，是指无神识昏蒙者。中络，系偏身或一侧手足麻木，或兼有一侧肢体力弱，或兼有口舌歪斜者。费伯雄提出，“卫气不能捍外，则风入于肌肉，故手指麻木，而肌肉不仁，若是者名曰中络”（《医醇賸义·中风》）。因脉络空虚，卫气卫外不固，风邪乘虚入中，侵袭腠理肌表，致气血闭阻而发为中风。风邪入侵，营卫不和，不能荣润肌肤腠理，故出现肌肉麻木不仁，肢端麻木为主的中风轻症。费伯雄认为，治疗上应借其初中轻浅之势，使邪从表解。其曰：“中络者，风入肌表，肌肉不仁，或手指足趾麻木，加味桂枝汤主之。”（《医醇賸义·中风》）费伯雄自制加味桂枝汤对此进行治疗。方药组成：桂枝（八分），白芍（一钱五分），甘草（五分），怀牛膝（二钱），川牛膝（一钱五分），当归（二钱），蚕砂（四钱），秦艽（一钱），防风（一钱），红枣（五枚），姜（三片）。

费伯雄认为，中风乃风为主因，故用防风、秦艽增强祛风的力量。此方以桂枝汤为基础，解肌祛风，调和营卫；桂枝，性味辛温，温通卫阳，解肌祛风；芍药，性苦酸，微寒，益阴和营；生姜和桂枝，共同辛甘化阳；

红枣助芍药益阴以和营；甘草与桂枝、姜化阳，与芍药、枣化阴；牛膝、蚕砂祛风活血，当归养血和营，以增加肌肉营润作用，改善肢端麻木的症状。诸药合用，共奏解肌祛风、活血通络之效。

②中经

中经，则以半身不遂，口舌歪斜，舌强言謇，或不语，偏身麻木为主要症状。费伯雄提出，“营血不能固内，则风入于经脉，故身体重着，步履艰难，若是者名曰中经”（《医醇賸义·中风》）。认为中经是由于营血不能固于内所致，其病机已经从卫气不固转为营血不固，风窜经络，血脉瘀阻，不能濡养机体，故出现身体沉重，步履艰难的肢体症状；病情入里，经脉受损，但多不伴神志障碍。自制养血祛风汤进行治疗。方药组成：生地（五钱），当归（二钱），牛膝（二钱），桂枝（六分），茯苓（三钱），白芍（一钱酒炒），虎胫骨（一钱五分炙），白术（一钱），秦艽（一钱），续断（二钱），独活（一钱酒炒），木香（五分），红枣（十枚），姜（三片），桑枝（一尺）。方中大量使用血分之药，用生地黄、当归以养血；白芍养血祛风；续断、牛膝活血祛风；茯苓、白术健脾益气。“治风先治血，血行风自灭”，通过养血活血以息风，配以桂枝、生姜、独活、木香、秦艽、虎胫骨以行气祛风；桑枝清肝泄热。以上诸药合用，可祛风养血，疏通经脉；平肝息风，祛瘀通络。

③中腑

中腑，是指以半身不遂，口舌歪斜，舌强言謇或不语，偏身麻木，神识恍惚或迷蒙为主要症状者。费伯雄提出，“由此（经）而深入则为中腑。腑者，胃腑也。胃为六腑之长，职司出纳。风入于胃，胃火炽盛，水谷之气，不生津液而化痰涎，痰随火升，阻塞灵窍，故昏不知人也”（《医醇賸义·中风》）。其认为，从中经而病情加重则为中腑。胃腑职司出纳，风入于胃，胃火炽盛，水谷之气不生津液而化痰涎，痰随火升，阻塞灵窍，是中风病中腑时期的主要病机。风邪入腑，内生痰涎，痰阻清窍，则发为昏蒙。临床可表现为突然昏倒，神识恍惚，或不省人事，牙关紧闭，口噤不开，两手握固，大小便闭，肢体强痉等。“中腑，风火炽盛，胃津不能上行，痰塞灵窍，昏不知人，加味竹沥汤主之。”（《医醇賸义·中风》）治疗从痰论治，自制加味竹沥汤。方药组成：麦冬（二钱），石斛（三钱），羚羊角（一钱五分），橘红（一钱），胆星（五分），僵蚕（一钱五分炒），天麻（八分），淡竹沥（半杯冲服），姜汁（一滴冲服）。方中麦冬、石斛养阴清热，益胃生津；天麻、羚羊角平肝息风；胆南星、竹沥、橘红、僵蚕皆可化痰，僵蚕还有通络的作用，可缓解半身不遂的症状。全方扶正祛邪，一方面化痰通络息风，一方面养阴清热益胃。

④中脏

中脏，则必有神昏或昏愦，并见半身不遂，口舌歪斜，舌强言謇或不语等。在疾病的演变过程中，中脏腑多是从中经络深入发展而成，同时中经络和中脏腑是可以互相转化的。费伯雄认为，“由此而深入，则是中脏。脏者，心脏也。心体纯阳，风性飙举，风火上扰，神明散乱，故舌不能言，而口流涎沫。此偏枯症中由浅入深之次第也”。阐述了中脏的发展过程。费伯雄认为，此类患者主要由于风阳痰火内闭神窍，心窍瘀阻，而见猝然昏仆，不省人事，肢体拘急等。“心为一身之主，风火上犯，则神明散乱，舌不能言，口流涎沫，甚或神昏鼾睡，面色油红，此为难治，姑拟牛黄清心饮，以备急救之一法。”（《医醇賸义·中风》）治当息风清火，豁痰开窍，自制牛黄清心饮：牛黄（五分），琥珀（一钱五分），黄连（五分），丹参（三钱），远志（五分甘草水炒），菖蒲（八分），橘红（一钱），胆星（五分），麦冬（一钱五分），淡竹叶（二十张）。方中牛黄、琥珀、石菖蒲、远志清火豁痰开窍；胆南星、橘红行气化痰；黄连、淡竹叶清心泻胃；麦冬滋养胃阴；丹参活血通络。诸药同用，共同起到清心豁痰开窍的作用。

费伯雄认为，若风阳痰火炽盛，会进一步耗灼阴精。阴虚及阳，阴竭阳亡，阴阳离决，即可出现中脏的虚脱重证——中脏虚证。其曰："中脏虚症，四肢懈散，昏不知人，遗尿鼾睡，此更难治，姑拟阴阳两救汤，以备一法。"(《医醇賸义·中风》)表现为口开目合、二便自遗、手撒肢冷、气息微弱、神志不清等虚脱症状。治宜醒神开窍与扶正固脱兼用。自制阴阳两救汤，煎浓汁，时时饮之。熟地（八钱），附子（三钱），人参（二钱），菟丝子（八钱盐水炒），枸杞（四钱），茯神（二钱），远志（一钱甘草水炒），干河车（三钱切），炮姜炭（一钱）。方中用人参、附子、炮姜回阳救逆；用熟地黄、枸杞子、菟丝子滋补肝肾，养阴息风；紫河车补益气血；茯神、远志养心安神。全方共奏急救元气，回阳救逆固脱之功效。原书要求煎服法为煎浓汁，时时饮之。

（2）症状辨析

①口眼歪斜

口眼歪斜，多与半身不遂共见，伸舌时多歪向瘫痪侧肢体，常伴流涎。费伯雄认为，口眼歪斜，是因为胃有痰火，再加上风邪侵袭太阳而扰动阳明，导致风痰阻络，筋脉牵掣，气血运行不利所致。"足阳明之脉，夹口还唇；足太阳之脉，起于目内眦。胃有痰火，又风从太阳而来，兼扰阳明，故筋脉牵掣而口眼㖞斜也，消风返正汤主之。"(《医醇賸义·中风》)采用自拟消风返正汤加减论治，以搜风化痰，行瘀通络。羌活（一钱），天麻（八分），蝎尾（五只），僵蚕（一钱五分炒），贝母（二钱），羚羊角（一钱五分），石斛（三钱），花粉（二钱），麦冬（二钱），黄荆叶（五张）。方中羌活升散发表，内外兼清；天麻、蝎尾、羚羊角平肝息风通络；浙贝母、僵蚕祛风化痰；麦冬、石斛、天花粉透入血分，清散结热。诸药合用，共奏息风清火、化痰开窍之功。

②半身不遂

半身不遂，轻者仅见肢体力弱或活动不利，重者则完全瘫痪。急性期，病人半身不遂，多见患肢松懈瘫软，少数为肢体强痉拘急。后遗症期，多有患肢强痉挛缩，尤以手指关节僵硬、屈伸不利最为严重。费伯雄强调，中风患者，久发半身不遂，不能步履者，若兼手足弛纵、食少、神疲等，多因中气不足，脉络空虚，形盛气衰，风邪乘虚内犯，气血痹阻；或痰湿素盛，外风引动内风，闭阻经络，而致㖞僻不遂。以气虚为主，采用自拟黄芪九物汤治疗。黄芪（二钱），防风（一钱），党参（五钱），茯苓（二钱），白术（一钱），鹿胶（一钱五分角霜炒），牛膝（二钱），独活（一钱酒炒），甘草（五分），大枣（二枚），姜（三片）。方中黄芪补气升阳，益卫固表；防风、生姜透达营卫，外散风邪；白芍、当归、大枣益阴和营，养血祛风；牛膝活血通络，平肝降火；茯苓、白术化痰益气；鹿角胶、独活补肾填精，通行血脉。守方加减化裁调养，多能渐渐转安。

若兼筋节拘挛、手指屈而不伸等症状，多由素体积损致阴亏血虚，阳盛火旺，风火易炽。“血虚者，筋节拘挛，手指屈而不伸，不能步履，舒筋通络汤主之。”（《医醇賸义·中风》）此证以血虚为主，采用自拟之舒筋通络汤治疗。生地（四钱），当归（二钱），楮实子（二钱），川芎（一钱），枸杞（三钱），川断（二钱），金毛脊（二钱去毛切片），宣木瓜（一钱酒炒），白芍（一钱五分酒炒），独活（一钱酒炒），牛膝（二钱），秦艽（一钱），红枣（十枚），姜（三片），桑枝（一尺）。方中生地黄清热凉血，养阴生津；枸杞子益气柔肝；炒白芍、当归、大枣益阴和营，养血祛风；川芎、木瓜行气活血、舒筋通络；牛膝、秦艽活血通络，平肝降火；续断、独活、狗脊、楮实子补益肝肾，通行血脉；生姜透解营卫；桑枝清肝泄热。诸药合用，共奏养血祛风，通经行气之效。

③中风僵卧

中风僵卧，是指伴随中风出现的身体僵硬，包括肢体活动障碍和语言障碍等表现。费伯雄认为，中风僵卧之人，手不能举，足不能行，语言謇涩，多已肝肾阴虚，气血衰少，在病邪的长期窜犯下，正气急速溃败，后期因正气未复而邪气独留，故见中风僵卧之象，由全身气血皆虚所致，采用自拟之补真汤治疗。紫河车（二钱干切），熟地（五钱），附子（一钱），山萸肉（一钱五分），当归（二钱），茯神（二钱），白芍（一钱五分酒炒），远志（五分甘草水炒），独活（一钱酒炒），丹参（二钱），石斛（二钱），麦冬（二钱），牛膝（二钱），红枣（十枚），姜（三片）。方中紫河车、熟地黄益气补血养阴；制附子补气回阳；白芍、当归、大枣益阴和营，养血祛风；菟丝子、牛膝、独活补益肝肾，通调血脉；麦冬、山萸肉、石斛滋阴敛阳，养血生津；丹参活血化瘀；茯神、远志祛痰宣窍，养心安神，诸药合用，共奏扶正祛邪，醒神开窍之功。

中风僵卧，表现为头晕目眩，身体摇颤的，乃肝肾阴虚，肝风内动。如“中风僵卧，头目眩晕，肢节摇颤，如登云雾，如坐舟中，滋生青阳汤主之”（《医醇賸义·中风》）。治以滋阴潜阳，平肝息风，自制滋生青阳汤。生地（四钱），白芍（一钱），丹皮（一钱五分），麦冬（一钱五分青黛拌），石斛（二钱），天麻（八分），甘菊（二钱），石决明（八钱），柴胡（八分醋炒），桑叶（一钱），薄荷（一钱），灵磁石（五钱整块同煎）。方中柴胡疏肝理气，白芍敛阴柔肝，平抑肝阳；生地黄、麦冬、丹皮、石斛清热凉血，养阴生津；天麻、石决明平肝息风；桑叶、菊花、薄荷疏风清热；灵磁石重镇安神。

中风僵卧，表现为头晕目眩，惊恐畏人者，乃肾虚之极，水不涵木，上扰清窍。“中风僵卧，头目眩晕，中心悬悬，惊恐畏人，常欲蒙被而卧，滋肾息风汤主之。”（《医醇賸义·中风》）治以补养肾水为主，滋水涵木，自制滋肾息风汤。熟地（四钱），当归（二钱），枸杞（三钱），菟丝（四钱），甘菊（二钱），巴戟天（三钱），豨莶（三钱），天麻（八分），独活（一钱酒炒），红枣（十枚），姜（三片）。方中枸杞子、熟地黄、菟丝子滋阴补肾；当归养血和血，补益阴血；巴戟天、独活、豨莶强筋骨；天麻平肝息风；甘菊除风热，益肝补阴，益金、水二脏，补水所以制火，益金所以平木，木平则风息，火降则热除，以治诸风头目；姜枣和药，共奏滋肾阴，息肝风之效。

（3）治疗原则

对于中风的治疗，费伯雄力倡"治风"为本的原则。清代以前，由于对中风的病因病机认识不同，在治疗上也是见仁见智。如《金匮要略》在治疗上多主张驱散风邪，补益正气。金元各家的治疗特点，如费伯雄所云："论治者，河间主火，东垣主气，丹溪主痰，是因火召风，因气召风，因痰召风，反以火气痰为主，而风往从之，标本倒置。"（《医醇賸义·中风》）

费伯雄认为，中风病从风而起，治风方为治本。并通过分析"侯氏黑散"的治疗作用及用药思路，阐明其对于中风的治疗观点。费伯雄首先为"侯氏黑散"治疗中风正名。其曰："惟侯氏黑散，填空窍以堵截外风一节，后人每多误解，以为空窍之处，惟肠与胃，若将肠胃之空窍填塞，则水谷且不得通行，人将何以自立。若有形之水谷，仍能灌输，则无形之邪风，岂反不能直走，蓄此疑者，不知凡几。殊不思邪害空窍，《内经》已明明言之。所谓空窍者，乃指毛窍及腠理而言。"可见其引《内经》中对空窍的定义，以佐证"侯氏黑散"所填空窍乃毛窍腠理，为抵御外风入侵而设，并非指肠胃空窍。费伯雄还分析"侯氏黑散"的组成，指出："故侯氏黑散中，用牡蛎、矾石等收涩之药，欲令腠理秘密，毛窍固闭，正如暴寇当前，加筑城垣以堵截之，使不得入耳；非欲将肠胃之空窍一并窒塞也。只因误会一填字，遂将空窍二字亦一齐错解，故特为明白剖析，庶几积惑可除。且侯氏黑散中，尚有精义未经揭出，兹再为表章之。其用牡蛎、矾石，为堵截之计，固也。而其尤要者，则在于收涩敛肝，使在内之肝风不动；今先去其内应，而勾结之患除，虽有邪风，孤立无援，亦将自退矣。”

费伯雄认为，“侯氏黑散”方中用牡蛎、矾石等收涩之品的用途，乃为堵截外风入侵，又可收敛涩肝，使肝风不内动，外风不入侵，以达到祛风之目的。“侯氏黑散”由菊花、细辛、防风、白术、人参、黄芩、当归、川芎、茯苓、桔梗、干姜、矾石、牡蛎、桂枝组成，主要治疗中风四肢烦重，心中恶寒不足者。方中菊花秋生，得金水之精，能制火而平木，木平则风息，火降则热除，故以为君；防风、细辛以祛风；人参、白术以补气；黄芩以清肺热；当归、川芎以养血；茯苓通心气而行脾湿；桔梗以和膈气；姜、桂助阳分而达四肢；牡蛎、白矾，酸敛涩收，又能化顽痰。

费伯雄从“侯氏黑散”的分析，引发对治疗用药的感慨。其曰：“因思保障灵府之法，无如治脾胃以实中州。脾气旺则积湿尽去，而痰气不生；胃气和，则津液上行，而虚火自降。治病大法，无过于斯。至仓猝之时，病势危急；则又当逆而折之，虽峻猛之剂，不得不随症而施矣。”其强调治中风当分清标本缓急，急则治其标，缓则治其本。

3. 方剂选录

除了以上所述费伯雄自制方剂，他还将侯氏黑散、愈风丹、胃风汤、薏苡仁汤、排风汤、人参补气汤、桂枝汤、小续命汤等列于中风门下，根据中风的不同表现随证加减运用。以下就侯氏黑散、愈风丹、薏苡仁汤，概要介绍如下：

侯氏黑散 出自《金匮要略·中风历节病脉证并治第五》，主要治疗中风四肢烦重者。即“侯氏黑散治大风，四肢烦重，心中恶寒不足”。“共研为末，酒服一方寸匕，日三服，禁一切辛辣热物。常宜冷食，六十日止，则药积腹中不下，热食即下矣。”（《医醇賸义·中风》）菊花（四十分），白术（十分），茯苓（三分），细辛（三分），牡蛎（三分），桔梗（八分），防风（十分），人参（三分），矾石（三分），黄芩（三分），当归（三分），干姜（三分），川芎（三分），桂枝（三分）。方中菊花制火平木，木平则风息，火降则热除；防风、细辛解表祛风；人参、茯苓、白术补气健脾；黄芩清上焦肺热；当归、川芎养血和血；桔梗行气；干姜、桂枝疏通阳气，以达四末；牡蛎、白矾，酸敛涩收，以化顽痰。以酒送服，以行药势。

愈风丹 《普济方·卷一一五》引《瑞竹堂方》中愈风丹，治诸风症，偏正头痛。引其中羌活（一两），细辛（一两），甘菊（一两），天麻（一两），独活（一两），薄荷（一两），何首乌（一两），共研末，炼蜜丸如弹子大，每服一丸，细嚼茶清下。方中羌活、独活归肾、膀胱经，祛风邪、止痛，尤擅治头痛；天麻息风，定惊，治眩晕眼黑，头风头痛，肢体麻木，半身不遂，语言謇涩，小儿惊痫动风；甘菊治头痛；薄荷治头痛，祛风；细辛祛风止痛，通窍；何首乌，血中气药，主血分风热之疾，滋补以息风。

薏苡仁汤 出自《奇效良方》。治中风，手足流注疼痛，麻痹不仁，难以屈伸。苡仁（三钱），当归（一钱二分），芍药（一钱二分），麻黄（五分），官桂（五分），苍术（一钱二分），甘草（八分），生姜（三片）。方中薏苡仁、苍术健脾除湿；麻黄、桂枝温经散寒除湿；当归养血活血；配生姜、大枣、甘草健脾和中。

总之，费伯雄论治中风，其立论之总纲为气血亏损，外风乘隙而入，故调治着意于调营，使风从卫出；如果见到痰火内蕴，外风乘之的证候，则以清营化痰，息风理气为主。费伯雄认为，“五脏六腑，化生气血；气血旺盛，营养脏腑”，两者间密切相关，故临证时尤其注重从脏腑气血入手辨治，这一点在论治中风时也体现的十分突出。用药方面，在注重长于应用血药的同时，体现出其一贯主张的和缓醇正之风，所论既有理有据，又精当实用。再者，长于裁古而制新方。费伯雄强调，“执古方以治新病，往往有冰炭之不入者，尤不可以不审”。《医醇賸义》所载其用于治中风的11首方药，均为费伯雄临证时，悉心研究，不拘成法，化裁古方形成的自创新方。通过分析可知，如上方剂，如果运用巧妙，确有很好的临床治疗效果，对当今临床辨治中风具有十分重要的指导意义。

（二）痉病

1. 病因病机

费伯雄认为，痉病需辨刚证、柔证，其病因病机各不相同。痉病之名，源于《内经》，系指由于筋脉失养所引起的，以项背强急，四肢抽搐，甚至角弓反张为主要特征的临床常见病证。《内经》对痉病病因的认识，是以外邪立论为主，认为系风寒湿邪侵犯人体，壅阻经络而成。如《素问·至真要大论》：“诸痉项强，皆属于湿。”“诸暴强直，皆属于风。”《灵枢·经筋》：“经筋之病，寒则反折筋急。”《灵枢·热病》：“热而痉者死。”《金匮要略》在继承《内经》理论的基础上，不仅以表实无汗和表虚有汗分为刚痉、柔痉，并提出了误治致痉的理论，即表证过汗、风病误下、疮家误汗，以及产后血虚、汗出中风等，致使外邪侵袭，津液受伤，筋脉失养而引发本病。《金匮要略》有关伤津致痉的认识，不仅对《内经》理论有所发挥，同时也为后世医家提出内伤致痉的理论奠定了基础。《景岳全书·痉证》：“凡属阴虚血少之辈，不能养营筋脉，以致搐挛僵仆者，皆是此证。如中风之有此者，必以年力衰残，阴之败也；产妇之有此者，必以去血过多，冲任竭也；疮家之有此者，必以血随脓出，营气涸也……凡此之类，总属阴虚之证。”而温病学说的发展和成熟，更进一步丰富了痉病的病因病机理论，其热盛伤津，肝风内动，引发本病的论述，使痉病病因学说渐臻完备。如《温热经纬·薛生白湿热病》说：“木旺由于水亏，故得引火生风，反焚其木，以致痉厥。”同时，在外邪致痉中也补充了“湿热侵入经络脉隧中”的认识。费伯雄从暑、热、湿所致痉病探讨病因，认为“暑热之气自上而下，湿气自下而上，人在其中，无时无处不受其熏蒸燔烤”。另外，他还提到“三气之痉，只须究其致病之由，或由风热，或由暑热，或由湿热，见症治症，直截了当”。

2. 辨证论治

费伯雄认为，对于痉病的治疗，不必拘于《伤寒论》太阳篇的思路。其治疗刚痉，重在凉血散风热；治疗柔痉，重在健脾除湿邪。其曰：“若牵涉伤寒之痉，药量比例，虽繁称博引，更令人滋惑矣。且三气为病，非有沉寒痼冷，如冬月伤寒之比，若拘执太阳篇中之痉病，动辄麻黄、桂枝，何异抱薪救火乎！兹特举症于前，列方于后，以便检阅。”（《医醇賸义·暑热湿》）其提倡辨清病因病机，根据刚痉、柔痉的病因病机，分别辨证论治。

（1）刚痉

其总结刚痉的临床表现，为“头痛项强，手足搐逆，甚则角弓反张，发热无汗，此风热盛也”。认为病因乃风热而致，病机是“热伤营血，筋脉暴缩，风入经络，肢节拘挛，风热合而为病”。费伯雄自制赤芍连翘散：赤芍（一钱五分），连翘（二钱），葛根（二钱），花粉（三钱），豆豉（三钱），防风（一钱），薄荷（一钱），独活（一钱），甘草（四分），经霜桑叶（二十张）。方中连翘、葛根、花粉、豆豉、防风、薄荷、桑叶均可疏散风热；葛根和防风亦有解痉的作用；独活可祛风胜湿止痛；方中用赤芍入血分，清血分实热，活血以柔筋。全方以疏散风热为主，加以祛风凉血解痉。

（2）柔痉

费伯雄总结柔痉的临床表现，为“身体重着，肢节拘挛，有汗而热”。病因乃实热所致，其病机乃“暑热为天之气，其来甚速，其去亦甚速。体重筋挛，乃热邪为湿所留，故有汗而热不退也”。费伯雄自制白术苡仁汤：白术（一钱），茅术（一钱），苡仁（八钱），茯苓（三钱），当归（一钱五分），赤芍（一钱），薄荷（一钱），连翘（一钱五分），花粉（三钱），甘草（四分），鲜荷叶（一角）。方中白术、茯苓健脾化湿，茅术祛风除湿，薏苡仁化湿和中，共奏祛湿之效；当归、赤芍凉血活血，营润筋骨；薄荷、连翘、花粉疏风清热；荷叶清热祛暑，共奏清暑热的效果。全方以清暑热祛湿为主，加以祛风凉血解痉。

（三）脑漏

1. 病因病机

脑漏，是指鼻如渊泉，涓涓流涕，又称鼻渊。费伯雄将脑漏分为三种类型，认为风、火、寒三邪袭脑而导致脑漏。其中，风和寒是外邪，火是外邪引动内邪。风伤脑，鼻如渊泉，涓涓流涕，鼻为肺窍，司呼吸以通阳，若贼风侵入，随吸入之气上彻于脑，以致鼻窍不通，则时流清涕；火伤脑，鼻如渊泉，涓涓流涕，属阳邪外铄，肝火内燔，故鼻窍半通，时流黄水；寒伤脑，鼻如渊泉，涓涓流涕，属冬月祁寒，感冒重阴，寒气侵脑，故鼻窍不通，时流浊涕。

2. 辨证论治

费伯雄认为，脑漏的辨证可分三期，脑漏的治疗早中晚各异。脑漏早期，邪在肺卫，以风邪为主；或兼寒，或兼热，应以疏风清热、宣肺通鼻窍为基本治法。用药多为辛味以解表，寒性以清肺热，辛香以宣通鼻窍。脑漏中期，以湿热为主。王士雄注《薛生白湿热病篇》云："太阴内伤，湿饮停聚，客邪再至，内外相引，故病湿热。此皆先有内伤，再感客邪……或有先因于湿，再因饥劳而病者，亦属内伤挟湿，标本同病。"因此，在治疗中焦湿热的同时，宜顾护气、血，使肺、脾胃、肝胆功能得以正常发挥。从这个角度来看，应以健脾化湿、益气养血、疏肝宣肺、清利通窍为基本治疗。后期多为本虚标实，标实表现为湿热、痰瘀，相对复杂；本虚以肺脾气虚为主，或兼热或兼瘀。以补肺健脾、清热化瘀、通鼻窍为基本治法。

用药多为甘味以补气，寒性以清肺热，辛香以宣通鼻窍。

费伯雄对于风伤于脑的证候，自制桑菊愈风汤治疗。鼻为肺窍，外邪袭肺，肺失清肃，故鼻窍不通，时流清涕。桑菊愈风汤，可疏风清热，活血润燥。火伤脑，方用清肝泻火之羚羊角清肝火，利头目。若属肝火上扰清窍的证候，以肝经药物为主，清利肝经郁火，以利头面官窍。若属寒袭脑窍，血脉易受影响，用通阳圣化汤，活血通脉，散寒止痛。

3. 方剂选录

桑菊愈风汤 治风伤脑。桑叶（三钱），杭菊（三钱），蔓荆子（一钱五分），当归（一钱五分），桔梗（一钱），枳壳（一钱），川贝（二钱），杏仁（三钱），川芎（八分），黑芝麻（一撮）。

清肝透顶汤 治火伤脑。羚羊角（一钱五分），夏枯草（二钱），石决明（八钱），丹皮（一钱五分），元参（一钱），桔梗（一钱），蝉衣（一钱五分），桑叶（二钱），薄荷（一钱），陈橄榄（二枚）。

通阳圣化汤 治寒伤脑。当归（二钱），川芎（一钱），香附（二钱），白术（一钱五分），羌活（一钱），白芷（五分，酒蒸），辛夷（一钱，切），天麻（六分），红枣（五枚），姜（三片）。

（四）头痛

1. 病因病机

费伯雄认为，头痛多因风火虚。其中，外风头痛，多由起居不慎，坐卧当风，其感受外邪，以风为主。故外风头痛，除头痛症状外，另有外感风邪的一系列表现。其曰："头痛有因于风者，肌表不固，太阳受风，巅顶作痛，鼻窍微塞，时流清涕，香芷汤主之。"（《医醇賸义·诸痛》）其病机属风袭肌表，卫外不固，太阳经感受风邪，故表现为头痛，鼻塞，流清涕等外感风邪的症状。治宜祛邪活络，疏风散寒为主，费伯雄自拟香芷汤。肝阳头痛，多因郁怒而致肝失疏泄，郁而化火，日久肝阴被耗，肝阳失敛而上亢；清窍受伤，脉络失养，导致头痛。费伯雄论述肝阳上亢所致头痛，“有因于火者，肝阳上升，头痛如劈，筋脉掣起，痛连目珠”。此头痛因火而起，此火为内火，多与七情有关，因肝阳上亢导致头痛较重。治疗上应以平肝潜阳息风为主。故“当壮水柔肝，以息风火，不可过用风药。盖风能助火，风药多则火势更烈也。羚羊角汤主之”。费伯雄在此尤其强调不可过用风药，此证虽因火而发，但风乃助火之邪，治疗要息风而不可助火。血虚头痛，费伯雄描述为“自觉头脑俱空，目眊而眩，养血胜风汤主之”。治以滋阴养血补虚为要，费伯雄自拟养血胜风汤以治疗。

2. 辨证论治

费伯雄分述了外风头痛、肝火上炎头痛和血虚头痛的治法和用药。其所立治头痛三方，或疏风，或清火，或养血，用药之间多有照应。其中，第一方风药多，祛风不忘养血；第二方清药多，清火不忘温脉；第三方养血药多，养血不忘培本。菊花一药贯穿三方，取其疏风清热息风之长。川芎乃血中之气药，在头痛中应用最为广泛，被称为治头痛第一要药。费伯雄也在香芷汤和养血胜风汤两方中运用了川芎。用量不多，八分到一钱左右。现在临床上主张重剂投入，可商榷用之。川芎应用时多与生地黄、白芍配伍，以防其辛散太过。此三方鼎立，配伍巧妙，处方周全，各司其所。

3. 方剂选录

香芷汤　治头痛因于风者。香附（二钱），白芷（六分），当归（一钱五分），川芎（八分），防风（一钱），桑叶（一钱），菊花（二钱），蝉衣（一钱），蔓荆子（一钱五分），桔梗（一钱），黑芝麻（三钱）

羚羊角汤　治头痛因于火者。羚羊角（二两），龟板（八钱），生地（六钱），白芍（一钱），丹皮（一钱五分），柴胡（一钱），薄荷（一钱），菊花（二钱），夏枯草（一钱五分），蝉衣（一钱），红枣（十枚），生石决明（八钱，打碎）。

养血胜风汤 治血虚头痛。生地（六钱），当归（二钱），白芍（一钱五分），川芎（一钱），枸杞（三钱），五味（五分），枣仁（一钱五分），柏仁（二钱），杭菊（二钱），桑叶（一钱），红枣（十枚），黑芝麻（三钱）。

（五）秋燥

1. 病因病机

费伯雄认为，燥即为干，秋燥发生于秋季，是因燥邪所致的病证。临床表现出既有发热、恶寒、头痛等外感症状，又有口鼻唇咽干燥少津等津液缺乏症状。秋燥一词，最早见于清·喻嘉言《医门法律·秋燥论》。喻嘉言提出，燥气之邪类似火邪，“燥金虽为秋令，虽属阴经，然异于寒湿，同于火热”。在治疗方面，喻嘉言创制了著名的清燥救肺汤，方用石膏、桑叶、胡麻仁、人参、麦冬、杏仁、枇杷叶、甘草和阿胶，以清肺泄热、养阴润燥。费伯雄赞同喻嘉言的观点，认为燥邪不是温病，世人常常误用治温之法而成操刃误治。但是对其“秋不遽燥，大热之后，继以凉生，凉生而热解，渐至大凉，而燥令行焉”的观点并不认同。费伯雄引用朱熹在《集注》对《孟子·滕文公上》中“秋阳以曝之”之语的解释，来说明秋日燥烈是言曝之干，言“秋阳甚于夏日，燥非全凉乎”。

费伯雄在讨论燥邪时，首先谈及《内经》对燥阐释不多，未大畅其说。《内经》中对燥的论述确实不够系统完整，在《素问·阴阳应象大论》中提及“燥胜则干”，是说明燥邪致病的症状表现；《素问·气交变大论》里有“岁金太过，燥气流行”，是从五运六气变化导致疾病流行的角度阐述燥邪致病机理；《素问·六元正纪大论》：“凡此阳明司天之政，气化运行后天，天气急，地气明，阳专其令，炎暑大行，物燥以坚，淳风乃治，风燥横运，流于气交，多阳少阴，云趋雨府，湿化乃敷……三之气，天政布，凉乃行，燥热交合，燥极而泽，民病寒热。”也是从运气角度阐其病机。到金元时期，刘完素补充了《素问·至真要大论》中病机十九条未论燥气致病的缺憾，提出“诸涩枯涸，干劲皴揭，皆属于燥”。费伯雄在论述燥气致病时，对喻嘉言所论春不分不温，夏不至不热，秋不分不燥亦不以为然，并通过假设喻氏所论正确，则冬至以后才是伤寒，春分过后才是春温，反问那么冬至以前，春分以前，夏至、秋分以前所感之气是何？正是用彼之矛攻彼之盾，反驳有力。

费伯雄总结了个人对燥邪的认识，认为燥就是干，是相对于湿而言的。其曰：“立秋以后，湿气去而燥气来。初秋尚热，则燥而热；深秋既凉，则燥而凉。”（《医醇賸义·秋燥》）他认为燥是体，热和凉是用，兼顾体用，就是对燥的完整认识。清·俞根初在《重订通俗伤寒论·秋燥伤寒》中说：“秋深初凉，西风萧杀，感之者多病风燥，此属燥凉，较严冬风寒为轻。若久晴无雨，秋阳以曝，感之者多病温燥，此属燥热，较暮春风温为重。”此说从气候的角度解释燥分温凉，与费伯雄观点类似。

2. 辨证论治

费伯雄将因燥所致病证分为八个类型，其中的五脏燥，包括肝燥、心燥、脾燥、肺燥、肾燥，此外还有胃燥、大肠燥、小肠燥。五脏燥中除脾之外，又细分为燥热和燥凉论治，并自制 12 首方剂分列于八个类型。如：根据病因不同，肺或受燥热，或受燥凉，将肺燥分为两型论治，肺受燥热用清金保肺汤，肺受燥凉用润肺降气汤。心受燥热，渴而烦闷，用养心润燥汤；心受燥凉，心烦而膈上喘满，用清燥解郁汤。肝受燥热，用涵木养营汤，肝受燥凉，用当归润燥汤。脾燥不分凉热，因脾本喜燥，但燥热太过，则为焦土，生机将息，令人体疲便硬，反不思食，就像大旱之时，方圆千里不生庄稼。费伯雄自制泽下汤治疗脾燥。肾受燥热，用自制女贞汤；肾受燥凉，用自制苁蓉汤。胃受燥热，津液干枯，渴饮杀谷，用自制玉石清胃汤。小肠受燥热，水谷之精不能灌输，溲溺涩痛，用自制滋阴润燥汤。大肠受燥热，则脏阴枯槁，肠胃不通，用自制清燥润肠汤。以上方剂中用红枣十枚者，有肝燥热、肝燥凉、脾燥热、肾燥凉，共四方。脾、胃、大小肠没有燥凉，原因是胃为水谷之海，脾为湿土之脏，秋感燥凉，不畏其燥。且《金匮》云，大肠有寒者多溏，小肠有寒者其人下重便血。所以不需要再另立燥凉之方。

3. 方剂选录

清金保肺汤 治肺受燥热。天冬（一钱五分），麦冬（一钱五分），南沙参（三钱），北沙参（三钱），石斛（二钱），玉竹（三钱），贝母（二钱），茜根（二钱），杏仁（三钱），瓜蒌皮（三钱），茯苓（二钱），蛤粉（三钱），梨（三片），藕（五片）。

养心润燥汤 治心受燥热，渴而烦冤。松子仁（二钱），柏子仁（二钱），天冬（二钱），丹参（二钱），当归（二钱），犀角（五分），生地（五钱），人参（一钱），茯神（二钱），甘草（四分），藕汁（半杯冲服）。

当归润燥汤 治肝受燥凉。归身（二钱），白芍（一钱五分），红花（五分），木瓜（一钱），秦艽（一钱），丹参（二钱），牛膝（二钱），川断（二钱），独活（一钱），橘饼（四钱），红枣（十枚）。

泽下汤 治脾受燥热。人参（一钱），当归（二钱），白芍（一钱），生地（六钱），白苏子（三钱），大麻仁（三钱），石斛（三钱），山药（三钱），料豆（三钱），红枣（十枚）。

女贞汤 治肾受燥热。女贞子（四钱），生地（六钱），龟板（六钱），当归（二钱），茯苓（二钱），石斛（二钱），花粉（二钱），萆薢（二钱），牛膝（二钱），车前子（二钱），大淡菜（三枚）。

（六）内伤咳嗽

1. 病因病机

费伯雄将内伤咳嗽，分为五脏咳和五脏传六腑咳。这一观点，源自《内经》所论“五脏六腑皆令人咳，非独肺也”。五脏咳中，肺咳，有因热、因寒而咳者，有因虚（肺气不足，肺虚及肾）、因实（肺气盛实，痰气闭阻，嗜酒伤肺，风痰入肺，肺气壅塞，肺痿血瘀）而咳者；还有心阴虚而咳者、肝气上逆而咳者、脾虚痰湿而咳者、肾不纳气而咳者。费伯雄认为，后人不明五脏六腑皆令人咳，一遇咳嗽则不辨其所以致咳之由，皆从肺论治，但疗效常常不佳。费伯雄将肺脏之咳详列于前，将心肝脾肾之咳详细条载于后。如此辨治内伤咳嗽，则无一不备。

2. 辨证论治

（1）肺经之咳

①肺热而咳

上焦微喘，肌表漫热，口燥咽干者。费伯雄自制玉环煎：玉竹（四钱），贝母（二钱），羚羊角（一钱五分），瓜蒌皮（三钱），沙参（四钱），蛤粉（四钱），麦冬（二钱），梨汁（半杯，冲服），石斛（三钱）。肺热伤阴，化燥，方以玉环煎养阴润肺除燥。方中玉竹、沙参、麦冬、石斛、梨汁滋养肺胃之阴，生津润燥；贝母、瓜蒌皮清肺化痰止咳；羚羊角清热；蛤粉清热利湿，化痰软坚。诸药合用共奏清肺热，养肺阴，化痰止咳之功。

②肺寒而咳

肺寒而咳，乃水邪射肺，水冷金寒，咳吐痰沫，胸脘作懑，肌肤懔冽者。费伯雄自制姜桂二陈汤：炮姜（五分），茯苓（二钱），桂枝（五分），白术（一钱），橘红（一钱），苏子（一钱五分），半夏（一钱），杏仁（三钱），葶苈子（二钱），苡仁（一两，煎汤代水），当归（一钱五分）。二陈汤是治疗湿痰证，症见咳嗽痰多之方。方中茯苓、白术、橘红、半夏，合用可燥湿化痰，理气和中；炮姜、桂枝温中散寒；苏子、杏子、葶苈子泻肺逐水，以降肺中寒水；薏苡仁健脾化湿；当归养血和血。

③肺虚而咳

肺气不足　肌表微热，神倦气短，不时火升，失血咽痛。费伯雄自制保肺济生丹：天冬（一钱五分），麦冬（一钱五分），人参（一钱），沙参（四钱），五味子（五分），玉竹（三钱），女贞子（二钱），茯苓（二钱），山药（三钱），贝母（二钱），茜草根（二钱），杏仁（三钱），藕（三两，切片，煎汤代水）。肺乃娇脏，肺阴易伤。肺气不足，可用人参、麦冬、五味子益气养阴，敛汗生脉；用茯苓、山药补益中气，尤其山药可平补肺脾肾之气；加用天冬、沙参、玉竹、女贞子，可益阴敛汗；贝母、杏仁止咳化痰；茜草根、藕节凉血止血，可治失血咽痛。

肺虚及肾　火升体羸，咳嗽失血，咽破失音。此为碎金不鸣，症极危险。费伯雄自制金水济生丹：天冬（一钱五分），茜草根（二钱），麦冬（一钱五分），瓜蒌皮（三钱），生地（五钱，切），山药（三钱），人参（一钱），贝母（二钱），沙参（四钱），杏仁（三钱），龟板（八钱），淡竹叶（十张），玉竹（三钱），鸡子清（一个），石斛（三钱）。肺虚以阴虚为主，兼有肺气阴两虚者，用人参、山药以补气；肺阴虚常致肾阴虚，故以天冬、麦冬、沙参、玉竹、石斛补益肺阴，以龟板、鸡子清滋养肾阴；茜草根、生地黄凉血止血；淡竹叶清热生津；杏仁、贝母、瓜蒌皮化痰止咳。

④肺实而咳

肺气盛实　胸脘喘满，时吐稠痰。费伯雄自制降气和中汤：苏子（一钱五分），橘红（一钱），沉香（五分），半夏（一钱），海石（三钱），桑皮（二钱），瓜蒌仁（四钱），贝母（二钱），莱菔子（二钱），杏仁（三钱），芥子（一钱）。肺气满实，气机通路不畅，痰壅阻肺。方用苏子降气消痰，止咳平喘，以降肺气；橘红、半夏之二陈化痰；沉香降气温中，暖肾纳气；海石清金降火，消积块，化老痰；瓜蒌仁、贝母化痰平喘；莱菔子、杏仁、芥子，助苏子降气除满；桑皮泻肺降气，除肺中实满。

痰气闭阻　语音不出，塞金不鸣。费伯雄自制金牛汤：郁金（二钱），贝母（二钱），牛蒡子（三钱，炒研），杏仁（三钱），芥子（一钱），橘红（一钱），陈麻黄（四分，蜜水炙），半夏（一钱），瓜蒌皮（三钱），桑皮（二钱），苏子（一钱五分），枇杷叶（二张，刷去毛，蜜炙），沉香（五分）。金牛汤用于治疗咳嗽，痰气闭结，语音不出者。此为塞金不鸣，肺金壅塞，不得出声。方用理气之郁金开肺气之郁；贝母、橘红、半夏化痰；牛蒡子利咽开音；炙麻黄止咳平喘；瓜蒌皮润肺降气；桑白皮泻肺平喘；枇杷叶清肺气，降肺火；苏子、沉香降肺气。全方以郁金开肺金为主药，配以降肺气，化塞痰，利咽开音之品，共同开郁闭之肺气。

嗜酒伤肺　嗜酒太过，伤肺而咳。费伯雄自制加减葛花汤：葛花（二钱），茯苓（二钱），鸡子（三钱），苡仁（四钱），花粉（二钱），橘红（二钱），石斛（三钱），贝母（二钱），沙参（四钱），杏仁（二钱），麦冬（一钱五分），橄榄（二枚，打碎陈者亦可用）。饮酒太过，酒食伤肺而发为咳嗽。方用葛花解酒清肺，《名医别录》称其能“消酒”，《医林纂要》称其能清肺；鸡子、花粉、石斛、沙参、麦冬滋养肺阴；茯苓健脾益气，酒食入胃，除伤肺之外亦伤脾胃，故用茯苓健脾益胃；酒食易生痰化湿，薏苡仁燥湿化痰；橘红、贝母、杏仁止咳化痰；橄榄清肺利咽。

风痰入肺　风痰入肺，久经吼咳。费伯雄自制鹅梨汤：鹅管石（五分，研），橘红（一钱），陈麻黄（五分，蜜炙），半夏（一钱），当归（一钱五分），贝母（二钱），苏子（一钱五分），杏仁（三钱），茯苓（二钱），梨汁（两大匙，冲服），蒌仁（四钱），姜汁（两小匙，冲服），桑叶（一钱）。此方用于风痰入肺，久经吼咳者，或痰随火升，上壅胸膈之哮病。方中鹅管石，具有补肺之功，用于久病咳嗽，补所伤之肺气；橘红、半夏化痰止咳；麻黄祛风散寒，止咳平喘；苏子、杏仁降气化痰；当归养血和血，以防久咳伤肺络血脉；茯苓健脾益气，补益久咳耗伤之正气；瓜蒌仁润肺止咳；梨汁养阴润肺；姜汁、桑叶疏风清热，化痰止咳。

肺气壅塞　肺气壅塞，致成肺痈，咳吐脓痰，气甚腥秽。费伯雄自制石花汤：白石英（三钱，研），苏子（一钱五分），合欢花（二钱），杏仁（三钱），鲜百部（四钱），茯苓（二钱），沙参（四钱），苡仁（四钱），麦冬（一钱五分），淡竹叶（十张），贝母（二钱），金丝荷叶（二张，去背上白皮），桑皮（二钱）。方中白石英，温肺肾，安心神，利小便，《药性论》称其能治肺痈吐脓，治嗽逆上气，疸黄；合欢花舒郁、理气、安神、活络、养血、滋阴，《本草便读》称其“能养血、活气、通脉”；苏子、杏仁降气化痰；百部止咳；茯苓健脾益气；沙参、麦冬滋养肺阴；薏苡仁燥湿化痰；贝母化痰止咳；淡竹叶清热；桑皮泻肺平喘；金丝荷叶祛风，清热，凉血解毒，能治肺热咳嗽气逆，肺痈吐臭脓痰。

肺叶痿败 喘咳夹红。费伯雄自制白胶汤：嫩白及（四钱研末），陈阿胶（二钱），冲汤调服。方中白及可收敛止血，消肿生肌，用于肺痿之肺叶痿败，瘀血不行，咳喘带血者；阿胶补血滋阴，润燥，止血，滋养痿败之肺叶。此方既活血，又止血。

（2）心经之咳

痰少心烦，夜不成寐。费伯雄自制玄妙散：玄参（一钱五分），麦冬（一钱五分，朱砂拌），丹参（三钱），贝母（二钱），沙参（四钱），杏仁（三钱），茯神（二钱），夜合花（二钱），柏仁（二钱），淡竹叶（十张），桔梗（一钱），灯心（三尺）。心阴不足而致心烦，夜不成寐，咳嗽痰少。方用玄妙散，养阴清心，化痰止咳。《医学衷中参西录》谓：玄参，味甘微苦，性凉多液，原为清补肾经之药，又能入肺以清肺家烁热，解毒消火，最宜于肺病结核，肺热咳嗽；丹参活血调经，祛瘀止痛，凉血消痈，清心除烦，养血安神；沙参、麦冬清热养阴，润肺止咳；茯神、夜合花、柏仁养心安神；淡竹叶、灯心清心火，除烦渴；贝母、杏仁化痰止咳；桔梗理气化痰。全方以养心阴、安心神之品为主，配以清心肺之火和化痰之品，共奏养阴清心，化痰止咳之功。

（3）肝经之咳

痰少胁痛，易怒头眩。费伯雄自制丹青饮：赭石（三钱），沙参（四钱），麦冬（一钱五分青黛拌），桑叶（一钱），杭菊（二钱），橘红（一钱），石斛（三钱），贝母（二钱），潼蒺藜（三钱），杏仁（三钱），白蒺藜（三钱），旋覆花（一钱，绢包）。肝气上逆，发为咳嗽，痰少，胁痛，易怒头眩。方用丹青饮平肝降逆，化痰止咳。方中赭石平肝潜阳，降逆，止血，《本草正》称其可下气降痰，清火；沙参、麦冬、石斛养阴清肺，止咳化痰；桑叶、杭菊疏散风热，入肝经，清肝热；橘红、贝母、杏仁止咳化痰、降气；潼蒺藜配白蒺藜，行气平肝；旋覆花消痰，下气，增强赭石之降逆之力。

（4）脾经之咳

胸懑痰稠，食少体倦，是属脾经之咳，费伯雄自制术米汤：当归（一钱五分），莱菔子（二钱），白术（一钱五分），海石（三钱），茯苓（三钱），杏仁（三钱），苡米（八钱），蒌仁（四钱），半夏（一钱五分），姜汁（两小匙，冲服），橘红（一钱）。脾虚食少，气机升降失常，水液代谢失职，所以胸满痰稠，食少体倦。方用术米汤健脾理气，化痰止咳。方中当归补血活血，润燥滑肠；白术、茯苓健脾益气；莱菔子理气消食；半夏、橘红化痰止咳；杏仁、蒌仁降气化痰；苡米健脾燥湿；海浮石清金降火，消积块，化老痰；姜汁散寒止咳。

（5）肾经之咳

或呛或喘，痰味咸而有黑花。费伯雄自制山虎汤：蛤蚧尾（一对，酒洗），茯苓（二钱），生地（四钱，切片，蛤粉炒），山药（三钱），麦冬（一钱五分），贝母（二钱），破故纸（一钱五分，核桃肉拌炒），杏仁（三钱），人参（二钱），人乳（半杯，冲服），沙参（四钱），姜汁（两滴，冲服），沉香（五分）。肾不纳气，肺气不降，出现呛咳、喘咳。方用山虎汤降气化痰，纳肾平喘。方中蛤蚧尾补肺气，益精血，定喘止嗽；茯苓、人参健脾益气；山药平补肺脾肾三脏之气；生地黄、麦冬、沙参养阴清肺；贝母、杏仁降气化痰；沉香纳气平喘；人乳补益五脏，益智填精，润躁生津，滋补血虚；姜汁散寒止咳。

（6）五脏传腑咳

费伯雄力主内伤咳嗽中五脏传腑咳应该脏腑同治。费伯雄遵循《内经》之旨，认为内伤咳嗽病位虽然以肺为主，“但心肝脾肾各有咳嗽之证，不过假途于肺”而发病。除肺之外，其他脏腑之咳，各有其功能失调的表现，临床应针对所病脏腑辨证施治，治疗的重点应放在所病脏腑。

3. 方剂选录

除上述费伯雄自制方治疗咳嗽，他还推荐了若干时方以供参考。

清肺饮　出自《医方集解》。治痰湿久留，咳嗽气逆。杏仁（二钱），贝母（二钱），茯苓（二钱），桔梗（一钱），甘草（五分），橘红（一钱），五味子（五分），姜（三片）。

金沸草散　出自《博济方·卷一》。治肺经伤风，头目昏痛，咳嗽痰多。金沸草（一钱绢包），前胡（一钱），细辛（三分），荆芥（一钱），茯苓（二钱），半夏（一钱），甘草（五分），枣（二枚），姜（三片）。

补肺汤　出自《永类钤方》。治肺虚咳嗽。人参（一钱），黄芪（二钱），五味（五分），紫菀（一钱），桑皮（二钱），熟地（三钱）。入蜜少许和服。

补肺阿胶散　出自《太平圣惠方·卷六》。治肺虚有火，咳无津液而气哽者。阿胶（一两五钱），马兜铃（一两），甘草（一两），牛蒡子（一两），杏仁（七钱），糯米（一两），水煎分温服。

百合固金汤　出自《小儿药证直诀》。治肺伤咽痛，喘嗽痰血。生地（一钱），熟地（三钱），元参（一钱），贝母（一钱五分），桔梗（一钱），甘草（五分），麦冬（一钱五分），白芍（一钱），当归（一钱五分），百合（三钱），水煎服。

紫菀汤 出自《圣济总录·卷九十三》。治肺伤气极，劳热久嗽，吐痰吐血。紫菀（二钱），知母（一钱），贝母（二钱），人参（一钱），茯苓（二钱），五味子（十二粒），阿胶（二钱，蛤粉拌炒），甘草（五分），桔梗（一钱），莲子肉（十粒去心）。

秦艽扶羸汤 出自《杨氏家藏方·卷十》。治肺痿骨蒸，或寒或热，成劳，咳嗽，声嘎不出。秦艽（一钱），柴胡（一钱），地骨皮（一钱五分），当归（一钱五分），紫菀（一钱），半夏（一钱），人参（一钱），甘草（五分），鳖甲（一钱五分），水煎服。

定喘汤 出自《摄生众妙方》。治肺虚感寒，气逆膈热，而作哮喘。白果（二十一粒），麻黄（四分），半夏（一钱），款冬花（一钱），苏子（一钱五分），杏仁（二钱），桑皮（二钱），黄芩（一钱），甘草（五分），水煎服。

桑白皮等汁十味煎 出自《外台秘要》。治咳嗽经久，将成肺痿，乍寒乍热，唾涕稠粘，喘息气上，唇干吐血。桑皮汁（一升），地骨皮汁（三升），麦冬汁（二升），生地汁（五升），生葛汁（三升），淡竹沥（三升），生姜汁（一升），白蜜（一升），枣膏（一升），牛酥（三合），共熬成膏，每服五钱。

独圣散 出自《医方集解》。治多年咳嗽，肺痿咯血。独胜散：白及研细末，每服二钱，临卧时糯米汤下。

黄芪鳖甲散 出自《太平惠民和剂局方》。治男女虚劳客热，五心烦热，四肢倦怠，咳嗽咽干，自汗食少，日晡发热。黄芪（五钱），鳖甲（五钱），桑皮（三钱五分），秦艽（五钱），紫菀（三钱五分），人参（一钱五分），茯苓（三钱），柴胡（三钱），半夏（三钱五分），知母（三钱五分），地骨皮（三钱），白芍（三钱五分），天冬（五钱），肉桂（一钱五分），桔梗（一钱五分），甘草（三钱五分），生地（三钱五分），每用一两，水煎服。一方加姜三片。

秦艽鳖甲散 出自《卫生宝鉴·卷五》。治风劳骨蒸，午后壮热，咳嗽肌瘦，颊赤盗汗，脉来细数。秦艽（一钱五分），鳖甲（三钱），地骨皮（二钱），柴胡（一钱），知母（一钱五分），青蒿（五叶），乌梅（一个），当归（一钱五分），水煎服。汗多加黄芪二钱。

苏子降气汤 出自《太平惠民和剂局方》。治虚阳上攻，气不升降，上盛下虚，痰涎壅盛，喘嗽呕血，或大便不利。半夏（一钱），苏子（一钱五分），前胡（一钱），厚朴（一钱），橘红（一钱），当归（二钱），甘草（五分），沉香（五分），水煎服。

咳血方 出自《丹溪心法·卷二》。治咳嗽痰血。青黛、蒌仁、海石、山栀、诃子肉、杏仁（各等分），蜜为丸，噙化。

清咽太平丸 出自《医方集解》。治膈上有火，早间咯血，两颊常赤，咽喉作痛不清。薄荷（十两），川芎（二两），防风（二两），犀角（二两），柿霜（二两），甘草（二两），桔梗（三两），蜜为丸，如梧子大，每服五十丸。

犀角地黄汤 出自《外台秘要》。治肝胃火盛，吐血、衄血、咳血、便血，及阳毒发斑。生地（一两五钱），犀角（一钱），赤芍（一两），丹皮（二钱），每服五钱。

二陈汤 出自《太平惠民和剂局方》。治一切痰饮为病，咳嗽胀满，呕吐恶心，头眩心悸。半夏（二钱），陈皮（一钱），茯苓（一钱），甘草（五分），姜（三片），水煎服。

百花膏 出自《重订严氏济生方》。治喘咳不已，或痰中有血。川百合、款冬花（等分），蜜丸如弹子大，噙化。

（七）胃痛

1. 病因病机

胃痛，又称胃脘痛，乃气机郁滞，胃失所养，上腹胃脘部疼痛为主要症状的病证。《灵枢·邪气脏腑病形》：“胃病者，腹䐜胀，胃脘当心而痛。”寒邪客胃，是导致胃痛的主要病因。《素问·举痛论》：“寒气客于肠胃之间，膜原之下，血不得散，小络急引，故痛。”外感寒邪，脘腹受凉，寒邪内客于胃；过服寒凉，寒凉伤中，致使气机凝滞，胃气不和，收引作痛。胃乃中焦运化腐熟水谷之所，饮食所伤是导致胃痛的另一主要病因，《素问·痹论》：“饮食自倍，肠胃乃伤。”《医学正传·胃脘痛》：“初致病之由，多因纵恣口腹，喜好辛酸，恣饮热酒煎煿，复餐寒凉生冷，朝伤暮损，日积月深……故胃脘疼痛。”此外，肝气犯胃也易导致胃痛，《沈氏尊生书·胃痛》：“胃痛，邪干胃脘病也……唯肝气相乘为尤甚，以木性暴，且正克也。”脾胃虚弱，中焦虚寒，致使胃失温养作痛。耗伤胃阴，胃失濡养，亦致胃痛。《临证指南医案·胃脘痛》：“胃痛久而屡发，必有凝痰聚瘀。”《证治汇补·心痛》曰：“服寒药过多，致脾胃虚弱，胃脘作痛。”《景岳全书·心腹痛》：“胃脘痛证，多有因食、因寒、因气不顺者，然因食因寒，亦无不皆关于气。盖食停则气滞，寒留则气凝。所以治痛之要，但察其果属实邪，皆当以理气为主。”实则邪扰胃腑，虚则胃失所养。胃气失和，气机不利，胃失濡养，是胃痛的基本病机，“不通则痛”。费伯雄认为，胃痛主要是气机郁滞所致。

2. 辨证论治

胃痛的辨证论治，费伯雄在《医醇賸义》中，分别论述了胃寒作痛、胃虚作痛和胃中虫痛证的治法和用药。

（1）胃寒作痛

《医醇賸义》中描述了两种不同胃寒作痛的证候，一种为胃气虚寒，阳气不足，无以受纳腐熟水谷精微，导致水谷不化，呕吐作痛。费伯雄自拟桂朴汤以温胃散寒止痛。组成：肉桂（四分），厚朴（一钱），当归（二钱），茯苓（二钱），白术（一钱），丁香（五分），砂仁（一钱），白芍（一钱酒炒），广皮（一钱），郁金（二钱），枣（二枚），姜（三片）。此方取治胀之温中平胃散加减而成。方中以白术易茅术，以肉桂易炮姜，以丁香易生姜，增加温中散寒之力；用厚朴、广皮、砂仁以理气健胃；以当归、红枣、白芍、茯苓以健脾养血。脾胃乃中焦受纳水谷之所，胃病及脾，气病及血，故方中加健脾养血之品，以复脾胃之气血功能。温中平胃散以消气导滞的药为主，以消气胀；而桂朴汤是以温药居多，在温中平胃散基础上去神曲、枳壳、青皮、香橼、谷芽等消导之品，以温中散寒药为主，而兼顾血分，以去寒邪，复胃气。

另一种是脾湿胀痛。脾为太阴湿土，如外寒乘之，寒湿困脾，出现脘下至当脐胀满作痛，自制悦脾汤治疗。组成：白术（一钱），茅术（一钱），茯苓（二钱），附子（八分），砂仁（一钱），木香（五分），乌药（一钱），薏苡仁（四钱），青皮（一钱），神曲（三钱，炒），姜（三片）。其中，茅术又称茅苍术，主产于江苏等南方地区，可燥湿健脾，祛风散寒。主治脘腹胀满、泄泻、水肿、脾胃不和等。

（2）胃虚作痛

久病不愈或他病及脏，导致胃气虚弱，脘腹失养，胃脘作痛，费伯雄自拟养胃汤治疗。组成：白芍（一钱），茯苓（二钱），白术（一钱），甘草（四分），山药（三钱），黄芪（二钱），党参（四钱），木香（五分），砂仁（一钱），广皮（一钱），大枣（二枚），姜（三片）。全方以香砂六君子汤养胃和胃为基础方，去半夏以防其燥烈之气伤及胃阴；加黄芪以益肺脾之气；加山药补肺、脾、肾三脏；加白芍补益肝脾之血，白芍酸寒又可益肝脾之阴。脾胃的位置和功能均相邻相关，有喻为夫妻之脏腑，胃气虚必然影响脾气之功能，故养胃必当健脾，所以方中用六君子汤健脾益气。

（3）胃中虫痛

据古代文献记载，胃痛还有因腹中有虫，上犯作痛者。因虫动不安，导致胃气反逆，胃中作痛。虫之所动，突如其来，戛然而止，费伯雄自拟返蛰汤治疗。组成：当归（二钱），茯苓（二钱），白术（一钱），苡仁（四钱），广皮（一钱），鹤虱（一钱五分），雷丸（一钱），乌药（一钱），砂仁（一钱），厚朴（一钱），开口花椒（二十四粒）。此方以扶正祛邪为目标。药用当归、白术健脾养血；以茯苓、薏苡仁去湿健脾以顾正；以花椒、雷丸、鹤虱等杀虫之品以杀灭腹中之虫；以厚朴、乌药、砂仁运转中枢，使中枢之气流转而痛自除。全方乃用攻补兼施法驱邪顾正以除虫解痛。

（八）三消

1. 病因病机

费伯雄认为，“上消者，肺病也”，其病机是肺气焦满，水源已竭；或肺火炽盛，阴液消亡。所以，临床上表现为“咽燥烦渴，引饮不休”。中消，“其发于胃”，“胃为谷海，又属燥土”；“痰入胃中，与火相乘，为力更猛，食入即腐，易人消烁，经所谓除中，言常虚而不能满也”。其病机是阳明有热，化燥生痰。“下消者，肾病也”，不仅病位在肾，而且病情更加严重。因“肾阴久亏，孤阳无依，不安其宅”，而出现了“饮一溲一，或饮一溲二，夹有浊淋，腿股枯瘦”等症状。

2. 辨证论治

上消，病位在上，脏腑辨证属肺。由于肺气焦满，水源已竭，症见咽燥，烦渴，引饮不休。肺火炽盛，阴液消亡，火盛炼液为痰，因此治疗时以养阴清润为主，佐以渗湿化痰之药，以消除痰助纣为虐，减其消烁之力。费伯雄自制逢原饮治之。组成：天冬（一钱五分），麦冬（一钱五分），南沙参（四钱），北沙参（三钱），胡黄连（五分），石斛（三钱），玉竹（三钱），蛤粉（四钱），贝母（二钱），茯苓（三钱），广皮（一钱），半夏（一钱五分），梨汁（半杯，冲服）。

中消，病位在中，在胃。胃为谷海，属燥土，宜常虚而不能满。因痰入胃中，痰火相乘，其力更猛，食入即腐，易于消烁；治疗宜清阳明之热，润燥化痰。费伯雄自制祛烦养胃汤治疗此证。组成：鲜石斛（五钱），石膏（四钱），天花粉（三钱），南沙参（四钱），麦冬（二钱），玉竹（四钱），山药（三钱），茯苓（三钱），广皮（一钱），半夏（一钱五分），甘蔗（三两，煎汤代水）。

下消，病位在下，在肾。一阳居于二阴之中。肾阴久亏，孤阳无根据，不安其宅。症见饮一溲一，或饮一溲二，夹有浊淋，大腿和小腿枯瘦。急宜培养真阴，少参以清利，费伯雄自制乌龙汤予以治疗。组成：元武版（八钱），生地（六钱），天冬（二钱），南沙参（四钱），蛤粉（四钱），女贞（二钱），料豆（三钱），山药（三钱），茯苓（二钱），泽泻（一钱五分，盐水炒），车前子（二钱），藕（三两，煎汤代水）。

3. 方剂选录

费伯雄在上述 3 首自制方之后，又附金匮肾气丸等 12 首方剂，用以参考治疗三消之证。

金匮肾气丸 出自《金匮要略》。治男子消渴，小便反多，饮一溲一。组成：地黄（八两），萸肉（四两），山药（四两），丹皮（三两），茯苓（三两），泽泻（三两），肉桂（一两），附子（一两），牛膝（三两），车前子（三两）。每用五钱，水煎服。

文蛤散 出自《伤寒论》。治渴欲饮水不止。处方：文蛤研为末，以沸汤五合，和服一方寸匙。

竹叶黄芩汤 出自《医宗金鉴》。消渴症气血虚，胃火盛而作渴。组成：生地（三钱），黄芪（二钱），麦冬（一钱），当归（一钱），川芎（一钱），黄芩（一钱），甘草（一钱），白芍（一钱），人参（一钱），石膏（三钱），半夏（一钱），竹叶（一钱）。净水煎服。

地黄饮子 出自《圣济总录》。治消渴，咽干，面赤，烦躁。组成：生地、熟地、人参、天冬、麦冬、枳壳、石斛、泽泻、甘草、枇杷叶各等分，每服五钱，食远服。

白术散 出自《金匮要略》。治虚热而渴。人参（一两），白术（一两），茯苓（一两），甘草（一两），五味（三钱），柴胡（三钱），葛根（二两），藿香（一两），木香（一两）。研末，每服五钱，水煎服。

宣明地黄汤 出自《宣明论方》。治心移热于肺，为肺消，饮少溲多。组成：地黄（三两），五味（二两），人参（二两），麦冬（二两），桑皮（二两），熟地（一两五钱），枸杞（一两五钱）。研末，每服五钱，水煎服。

宣明麦门冬饮子 出自《宣明论方》。治心热移于肺，传为膈消，胸满心烦，精神短少。组成：人参、茯神、麦冬、五味、生地、炙甘草、知母、葛根、花粉各等分，每服五钱，加竹叶十四片，水煎服。

猪肚丸 出自《备急千金要方》。治强中消渴。组成：黄连（四两），粟米（四两），花粉（四两），茯神（四两），知母（二两），麦冬（二两），地黄（四两），葛根（二两）。研细末，将大猪肚一个洗净，入末药于内，以麻线缝好，煮极烂，取出药别研，以猪肚为膏，加炼蜜捣为丸，如梧子大，每服五十丸。

天门冬丸 出自《圣济总录》。治初得消中，食已如饥，手足烦热，背膊疼闷，小便白浊。组成：天冬（一两五钱），土瓜根（一两五钱），栝楼根（一两五钱），熟地（一两五钱），知母（一两五钱），苁蓉（一两五钱），五味（一两），鹿茸（一架），泽泻（一两五钱），鸡内金（三具），牡蛎（二两），苦参（一两），桑螵蛸（十枚）。蜜丸如梧子大，每服五十丸。

猪肾荠苨汤 出自《备急千金要方》。治消中，小便数。组成：猪肾

（二枚），荠苨（三两），黑大豆（二斤），石膏（三两），人参（二两），茯苓（二两），知母（二两），葛根（二两），黄芩（二两），磁石（二两），天花粉（二两），甘草（二两）。水一斗五升，先煮猪、肾、大豆，取一斗，下药，煮至五升，分温服。

肾沥散 出自《备急千金要方》。肾消发渴，小便数，腰疼痛。组成：人参（一两），远志（一两），绵黄（一两），鸡内金（五钱），桑螵蛸（一两），泽泻（一两），肉桂心（五钱），熟地黄（一两），白茯苓（一两），龙骨（一两），当归（一两），麦门冬（一两），川芎（一两），五味子（五钱），炙甘草（五钱），元参（五钱），磁石（五钱）。研末，用羊肾一对先煎，次入药五钱，姜五分，煎服。

（九）下利

1. 病因病机

下利，古代有称之为“肠澼”“滞下”等，含有肠腑“闭滞不利”的意思。《内经》称本病为“肠澼”，《备急千金要方》称本病为“滞下”，宋代《严氏济生方》正式启用“痢疾”之病名：“今之所谓痢疾者，古所谓滞下是也。”其后，一直沿用至今。费伯雄认为，“下利一症，《内经》谓之肠澼。后来论症者，不下数十家。其专主肠胃而言者，固属挂漏；其主湿热及招凉食冷者，亦不过时痢一门”（《医醇賸义·下利》）。其所论下利，乃《内经》之肠澼，后世之痢疾。此痢疾是因外感时邪疫毒、内伤饮食，而致邪蕴肠腑，气血壅滞，传导失司的病证；以腹痛腹泻，里急后重，排赤白脓血便为主要表现，具有传染性的外感疾病。

从病因而言，费伯雄认为内伤、外感皆可致利。其曰：“至分别内伤外感，三阴三阳，虚实寒热，则颇为详明周至矣。”《内经》对其病因、症状、预后等方面有原则性的论述，指出感受外邪和饮食不节两个致病的重要环节，并从下利的临床表现判断其预后。如《素问·太阴阳明论》：“食饮不节，起居不时者，阴受之……阴受之则入五脏……入五脏则䐜满闭塞，下为飧泄，久为肠澼。"《伤寒论》《金匮要略》中，对痢疾进行了初步的分类，如赤白痢、赤痢、血痢、脓血痢、冷痢、热痢、休息痢等。费伯雄针对外感六淫导致下利指出，外感之邪不外风寒暑湿燥火，入侵不同脏腑则表现为不同的下痢证候。其曰："风入肠胃，故为飧泄，内犯于肝。寒气中人，腹痛下利，内犯于肾。暑湿郁蒸，腹痛下利，兼有赤白，内犯于脾。燥气中人，口渴心烦，下利白滞，内犯于肺。火邪炽盛，渴饮不止，下利脓血，频数不休，内犯于心。此外感六淫，与五脏相应者也。"（《医醇賸义·下利》）他根据下利的不同表现，《丹溪心法》论述下利的病因以"湿热为本"，提出通因通用的治疗原则。而费伯雄对于外感下利，是根据邪气性质不同分而治之。"感于风者表解之，感于寒者温通之，感湿热者清利之，感于燥者清润之，感于火者荡涤之，当各随所主之病以施治。"（《医醇賸义·下利》）他分别采用解表、温通、清利、清润、荡涤之法，以驱邪止利。

关于内伤五脏导致的下利，论及所伤脏腑不同则表现各异。其曰："至内伤之症，伤于肝者，胁痛腹痛，作哕下利。伤于肾者，腹痛腰痛，身冷下利。伤于脾者，胸满身重，哕恶食少下利。伤于肺者，口燥咽干，微咳下利。伤于心者，烦躁渴饮，下利不休。此内伤之所致也。"（《医醇賸义·下利》）除下利的证候之外，还表现出与入侵脏腑相应的其他症状。如：邪入于肝，常表现为肝经循行部位之胁痛，肝经受邪所致呕恶作哕；邪入于肾，常表现为肾脏所在部位之腰腹疼痛，肾阳易损发为身冷；邪入于脾，运化失司，水湿内停则胸满身重，水谷不化则哕恶食少；邪入于肺，津液不布则口燥咽干，肺气失宣则发为咳嗽；邪入于心，心火上炎则心烦不安，口渴引饮等。

2. 辨证论治

关于下利的治法，费伯雄主要从补虚、泻实、温寒、清热而论，又特别指出要根据主病、主经分别治疗。其曰："但虚者补之，实者泻之，寒者温之，热者清之，本属定法，岂独利症为然！愚意尚有吃紧两条，试申言之。外感各有主病，内伤各有主经，从此分别，更易下手。"（《医醇賸义·下利》）

（1）辨证论治重病位

关于下利的辨证论治，费伯雄强调随证治之。如：根据邪伤不同脏腑的不同病机，采用不同的治法，如解肝郁，保肾阳，运脾气，存肺津，泄心火等。其曰："伤肝者解其郁，伤肾者保其阳，伤于脾者运其中，伤于肺者存其津，伤于心者泄其亢，当各随所主之经以施治。"（《医醇賸义·下利》）

下利虽与多脏腑有关，但主要病位在肠。肠司传导之职，传送糟粕。脾胃主受纳、运化之职，升清降浊。脾胃受损，运化失职，饮食积滞阻于肠；邪客于肠，传导失司，通降不利，气血凝滞腐败，因而利下赤白脓血。脾胃损伤，可直接影响于肠，所以下利与脾、胃、肠有着极为密切的关系。费伯雄在治疗下利时，时时处处考虑到中焦脾胃的固护和气机的条畅。常用茯苓、白术相配，以起到健脾益气的作用。无论外感下利，还是内伤下利，都能看到此种配伍用药思路。由此体现了费伯雄治病必求其本的思想。

痢疾的病机，主要是邪滞于肠，气血壅滞，肠道传化失司，脂膜血络受伤，腐败化为脓血而成利。肠腑传导失司，是由于气机阻滞而不利、肠中有滞而不通。因此，其组方用药时常配理气之品，以通利气机，通畅肠腑。常用陈皮、厚朴、木香、枳壳等理气行气，恢复中焦气机升降，使清阳得升，浊阴得降。在下利的治疗上，充分体现了费伯雄注重调理中焦气机的思想。

（2）调气和血治下利

下利的治疗，一般根据其病证的寒热虚实，热者清之，寒者温之，虚者补之，实者泻之。此外，下利的治疗还注重调气和血。因气血凝滞于肠间，大肠通降不利，气机阻滞，故出现里急后重、利下赤白脓血。刘完素提出“调气则后重自除，行血则便脓自愈。”（《素问病机气宜保命集》）调气和血，是治疗下利的主要原则之一。费伯雄在其治疗下利的处方用药中，于不经意间也体现了如上所述“调气和血”的治疗原则。

调气，是指调理大肠之气滞，鼓舞脾胃之气机。费伯雄在治疗下利的处方中，主要使用木香以调气。在其自制的治疗外感与内伤下利的十首方中，有六首方中使用了木香；其他四首虽未使用木香，也大多配用了陈皮、枳壳等行气之品。为何选用木香调气？《本草纲目·草部》：“木香，乃三焦气分之药，能升降诸气。诸气膹郁，皆属于肺，故上焦气滞用之者，乃金郁则泄之也；中气不运，皆属于脾，故中焦气滞宜之者，脾胃喜芳香也；大肠气滞则后重，膀胱气不化则癃淋，肝气郁则为痛，故下焦气滞者宜之，乃塞者通之也。”可见木香是调气之佳品，其辛温香散，能升能降，通理三焦之气，尤其善行胃肠之气而止痛，兼有健脾消食之功，可疗脾胃大肠气滞所致诸证。其中，有四种情况下未用木香调气，而选用了其他理气之品。因木香性味香燥而猛，乃温燥之品，可助火生燥，因此外感风邪、燥邪和火邪及内伤肺热导致的下利，则不用木香调气，而选用陈皮、枳壳。对于木香的使用，体现了费伯雄用药的灵活和处方的精巧。

和血，是指行血和血凉血，以消血液之凝滞，修复血络之损伤。费伯雄在处方中，使用当归以和血；在自制的治疗外感与内伤下利的十首方中，有八首方中使用了当归。当归味甘辛，气温，可升可降，入心、脾、肝三脏。但其性甚动，补气药中用当归有补气作用，补血药中用之则有补血之功。若风寒未消，恶寒发热，表证外见者，禁用当归。因此在感风下利中，费伯雄未使用当归。当归和木香的配伍，体现了调气和血的治利思想，该思想又贯穿于费伯雄治疗下利的整个处方思路中。无论外感或内伤致利，在外驱邪，内调脏腑的中心思想下，处处不忘调气和血的治利大法。

3. 方剂选录

费伯雄从外感六淫和内伤五脏，来认识下利的病因病机。外感下利，分为感风下利、感寒下利、感暑湿下利、感燥下利和火盛下利；内伤下利，分为肝郁下利、肾虚下利、脾虚下利、肺热下利和心火下利，自制十方以治之。

回风外解汤 治感风下利，乃外感风邪，内犯肝脏所致。柴胡（一钱），薄荷（一钱），前胡（一钱），桔梗（一钱），枳壳（一钱），葛根（二钱），豆豉（三钱），广皮（一钱），茯苓（二钱），白术（一钱），姜皮（六分），荷叶（一角）。

温中化浊汤 治感寒下利，乃外感寒邪，内犯肾脏所致。炮姜（五分），小茴香（一钱），乌药（一钱），木香（五分），广皮（一钱），厚朴（一钱），当归（一钱五分），茯苓（二钱），白术（一钱），佛手干（五分）。

粉米汤 治暑湿下利，乃外感暑湿之邪，内犯脾脏。花粉（三钱），苡米（一两），藿香（一钱），薄荷（一钱），黄连（五分，酒炒），黄芩（一钱，酒炒），木香（五分），木通（一钱，酒炒），当归（一钱五分），赤苓（一钱，酒炒），荷叶（一角），绿豆（一撮）。

金玉保和汤 治感燥下利，乃外感燥邪入侵，内犯于肺。金石斛（四钱），玉竹（三钱），蒌皮（三钱），黄芩（一钱，酒炒），当归（一钱五分），茯苓（二钱），山药（三钱），广皮（一钱），枳壳（一钱），苡仁（四钱），荷叶（一角），陈粳米（一撮，煎汤代水）。

消炎化毒汤 治火盛下利，乃外感火邪所致。黄连（六分），黄芩（一钱），大黄（四钱），银花（二钱），甘草（五分），花粉（二钱），木通（一钱），青皮（一钱），当归（一钱五分），赤芍（一钱），淡竹叶（二十张）。

大顺汤　治肝郁下利，乃肝郁气滞所致，气行不畅则下利。蒺藜（四钱），郁金（二钱），乌药（一钱），白术（一钱），广皮（一钱），厚朴（一钱），木香（五分），青皮（一钱），茯苓（二钱），枳壳（一钱），橘饼（四钱），煨姜（三片）。

立命开阳汤　治肾虚下利，乃肾气虚寒所致，肾虚则火衰，腐熟水谷之功能低下，下元不固，则出现完谷不化之下利。干河车（二钱切），破故纸（一钱五分，核桃肉拌炒），益智仁（一钱五分），制附片（八分），当归（一钱五分），茯苓（二钱），白术（一钱），小茴香（一钱），木香（六分），乌药（一钱），煨姜（三片）。

大中汤　治脾虚下利，乃脾虚运化失职所致。党参（四钱），制熟附（七分），茯苓（三钱），白术（一钱五分），当归（二钱），广皮（一钱），厚朴（一钱），枳壳（一钱），乌药（一钱），木香（五分），大枣（二枚），姜（三片）。

育金煎　治肺热下利，乃肺热伤津，肺热下移大肠，大肠传导失司所致。沙参（三钱），石斛（三钱），茯苓（三钱），白术（一钱五分），山药（三钱），料豆（三钱），当归（二钱），橘红（一钱），莲子（二十粒，打碎去心）。

蒲虎汤　治心火下利，乃心火下陷，热移肠腑，灼伤肠络所致下利脓血。生蒲黄（六分），熟蒲黄（六分），琥珀（一钱），丹参（三钱），茯神（二钱），当归（二钱），赤芍（一钱），黄连（六分），木香（五分），灯心（三尺）。

费伯雄在此 10 首自制方后，又附芍药汤等 18 首方剂，用以参考治疗下利。

芍药汤　出自《素问病机气宜保命集》。清热燥湿，调气和血，使得行血则便脓愈，调气则后重除。是调气和血的典范，用于治疗湿热下利，多表现为腹痛，下利赤白脓血，里急后重。体现了气血并治、通因通用和寒热共投的治疗思想。方中重用白芍（一两），用其止泻利腹痛之功；黄连、黄芩苦寒，清热燥湿，而解肠中热毒，以治湿热成利之本；大黄苦寒，泻热祛积破瘀，泻肠中之湿热，使积滞、瘀血去，则下利可止，此为“通因通用”之法；又以木香、槟榔行气导滞；当归柔肝和血，与大黄合用，又有行瘀之用；肉桂辛热，配在苦寒药中是为反佐，可防止苦寒伤中与冰伏湿热之邪；甘草益气和中，调和诸药。

白术黄芩汤 出自《卫生宝鉴》。清利湿热，和中活血。服用芍药汤治愈下利后，用此方来调理。白术健脾以和脾胃，黄芩清利中焦湿热，祛未尽之邪，甘草缓急以调和诸药。

黄连阿胶丸 出自《幼幼新书》引《养生必用》。清热调血，燥湿止利。用于冷热不调的下利，用黄连清热燥湿，茯苓健脾止利，阿胶调血，米汤调服以固护脾胃。

白头翁汤 出自《伤寒论》。清热解毒，凉血止利。治疗热重之下利，欲饮水是内热的表现。方中白头翁清热解毒，凉血治利为君；黄连、黄柏、秦皮清热燥湿、泻火解毒为臣。四药合用，有较强的清热止利功效。

加减平胃散 出自《卫生宝鉴·卷五》。益气补血，燥湿清热。治疗下利湿热内蕴，湿胜于热，下利脓血者。方中白术、厚朴、陈皮燥湿健脾；木香、槟榔行气导滞；黄连、阿胶清热调血；人参、茯苓健脾益气；桃仁活血祛瘀。

苍术地榆汤 出自《素问病机气宜保命集·卷中》。健脾燥湿，凉血止血。治疗脾湿血热所致下利下血。方中苍术健脾燥湿；地榆凉血止血。

槐花散 出自《普济本事方》。治疗风热客于肠胃导致的下利下血。方中槐花气味苦寒，凉血止血；荆芥穗气味辛温，祛风解表；青皮行气化滞。

犀角散 出自《奇效良方》。凉血解毒，清肠止利。用于治疗热入血分，下利脓血。方中犀角入血分，清热凉血解毒；黄连清热解毒；地榆凉血止血；黄芪补气；当归调血；木香调气。

羚羊角丸 出自《太平圣惠方》。清热解毒。用于热毒侵袭，下利脓血相杂，瘀黑有片的热毒痢或休息痢。方中羚羊角凉血解毒；黄连、黄柏清热解毒；茯苓健脾益气；方用蜜调和以缓急。费伯雄指出，尤其夏季易感热毒，出现的下利，用此药尤为适宜。

生地黄汤 出自《圣济总录》。清热凉血止血。用于热邪入侵，下利不止。方中生地黄、地榆凉血止血，甘草缓急。

郁金散 出自《杂病源流犀烛》。活血行气。用于热毒凝滞，下血不止的热毒痢。方中郁金活血凉血，行气解郁；槐花凉血止血，清肠止利；甘草调药；豆豉汤送下以解毒和胃。

茜根散 出自《太平圣惠方》。清心凉血。用于下利脓血，伴有烦热不思饮食者。方用茜根、地榆、生地黄、犀角凉血止血；黄芩、栀子、黄连清热解毒；当归和血；豆豉清心除烦；薤白通心阳且行气导滞。

十宝汤 出自《普济方》。温阳益气，健脾和血，治疗脾胃虚弱或受寒所致的肠虚冷利。方中黄芪、人参、茯苓、白术健脾益气；熟地、当归、白芍养血和血；肉桂、半夏温阳化寒湿；姜温胃；乌梅涩肠止泻。

芍药黄芩汤 出自《证治准绳·类方·卷六》。清热燥湿，缓急止痛。治疗痢疾腹痛，里急后重，下痢脓血。黄芩清热泻火，芍药缓急止痛，甘草缓急且调和诸药，如有痛，加桂枝少许，通则不痛。

香连丸 出自《太平惠民和剂局方》。主治赤白痢疾，是治疗湿热痢疾、腹痛泄泻的常用方剂。方中黄连苦寒燥湿，寒胜热，直折心脾之火；里急由于气滞，木香辛温，辛以行气，温以和脾，通利三焦，泄肺以平肺，使木邪不克脾土，气行而滞去也。全方一寒一热，一阴一阳，有相济之妙。

地榆芍药汤 出自《保命集·卷中》。主治泻利脓血，乃至脱肛。方中苍术燥湿健脾，祛风散寒，主治湿困脾胃导致的泻利；地榆苦寒，归肝、肺、肾及大肠经，可凉血止血，清热解毒，消肿敛疮，用以治疗泻利脓血和脱肛；卷柏炭化瘀止血，用于治疗脱肛；芍药行瘀、止痛、凉血、消肿，用于治疗脱肛。

参苓白术散 出自《太平惠民和剂局方》。补脾胃，益肺气。治久泻及用于利后调理者尤宜。方中人参健脾益气，白术、茯苓等健脾化湿，减少腹泻次数；扁豆、薏苡仁利湿，且能对人参、白术、茯苓起到辅助作用。全方清理下利之后的残余湿热之邪，并补益脾胃之气，恢复其升清降浊的生理功能。

仓廪汤 出自《传信适用方》。主治噤口痢。胃中湿热之毒，熏蒸清道而上，以致胃口闭塞，不欲饮食，或食入即吐。方中人参、茯苓、陈仓米益气和胃，协助羌活、防风、前胡、桔梗、甘草各走其经以散寒，又能鼓舞胃中津液上输于肺以化汗。素体本虚，又感非时之寒邪，单纯用疏风散寒的药物效果不佳，是乃邪伏幽隐不出，必须借助人参、茯苓、陈仓米的健脾之力，以载邪外出。

（十）黄疸

1. 病因病机

费伯雄将黄疸分为阳黄、阴黄、谷疸、酒疸、女劳疸五种病证，将面目发黄、小溲赤涩、安静嗜卧，作为判断黄疸的主要依据。费伯雄认为，黄疸是脾有积湿，胃有积热，所以表现为倦怠嗜卧，发黄溺赤。黄疸之病名，最早出现在《内经》之中。《素问·平人气象论》："目黄者曰黄疸。"《灵枢·论疾诊尺》："面色微黄，齿塘黄，爪甲上黄，黄疸也，安卧，小便黄赤。"《金匮要略·黄疸病脉证并治》："黄家所得，从湿得之。一身尽发热而黄，肝热。"指出黄疸的病位在脾胃，病机是湿热内蕴。《诸病源候论·黄病诸候论》:“凡诸疸病，皆由饮食过度，醉酒劳伤，脾胃有瘀热所致，其病身而皆发黄。”饮食不节，尤其是过度饮酒，可导致脾胃受损，最终导致发为黄病。

2. 辨证论治

费伯雄对于黄疸，力主从湿论治。黄疸的治法，不外乎开鬼门，洁净府。面对黄疸兼有恶寒发热，脉浮自汗的表现时，治法当如张仲景所言，“当以汗解之，宜桂枝加黄芪汤主之”。当湿邪在上在表，蒸蕴发黄时，当首先发汗，使邪气外泄，黄疸也自然得以消退。宋·韩祗和在《伤寒微旨论·阴黄证篇》中云:“仲景治伤寒发汗已，身目为黄，所以然者，以寒湿在里不解故也，以为不可下也，于寒湿中求之。”并据此创制温中化湿之法治疗阴黄，组成茵陈四逆汤、茵陈附子汤等祛除湿热、通利二便、消除黄疸的方剂，体现温中化湿的的理念。此外，和解表里是治疗黄疸的重要治法，明·王肯堂在《证治准绳·黄疸》中说道:“脉不浮不沉，微弦，腹痛而呕，宜和解。”费伯雄针对阳黄、阴黄、谷疸、酒疸、女劳疸五种病证，分别自制导黄汤、茵陈术附汤、和中茵陈汤、茵陈玉露饮和桃花化浊汤五方以治之。

导黄汤 治阳黄。葛根（二钱），花粉（二钱），山栀（一钱五分），连翘（一钱五分），木通（二钱），茵陈（三钱），萆薢（二钱），茯苓（二钱），泽泻（一钱五分），车前（二钱），苡仁（一两，煎汤代水）。

茵陈术附汤 治阴黄。茵陈（三钱），白术（二钱），附子（一钱），茯苓（二钱），当归（二钱），广皮（一钱），半夏（一钱），砂仁（一钱），苡仁（八钱），姜皮（八分）。

和中茵陈汤 治谷疸。当归（二钱），茯苓（二钱），白术（一钱），广皮（一钱），厚朴（一钱），木香（五分），砂仁（一钱），茅术（一钱），山栀（一钱五分），茵陈（三钱），萆薢（二钱），车前（二钱），生谷芽（二钱，煎汤代水），熟谷芽（二钱，煎汤代水），生苡仁（五钱，煎汤代水），熟苡仁（五钱，煎汤代水）。

茵陈玉露饮 治酒疸。茵陈（三钱），玉竹（三钱），石斛（三钱），花粉（二钱），葛根（二钱），山栀（一钱五分），广皮（一钱），半夏（一钱），茯苓（二钱），萆薢（二钱），苡仁（一两，煎汤代水）。

桃花化浊汤 治女劳疸。桃仁（二钱），红花（五分），牛膝（二钱），延胡索（一钱），归尾（一钱五分），赤芍（一钱），丹参（二钱），茵陈（三钱），泽泻（一钱五分），车前（二钱），降香（五分），血余灰（一撮）。

3. 方剂选录

大黄栀子汤 出自《伤寒总病论·卷三》。治黄疸热甚脉实者。栀子（十四枚），大黄（一两），枳实（五枚），豆豉（一升）。水六升，煎至二升，分温服。

茵陈蒿汤 出自《伤寒论》。治黄疸湿热俱盛者。茵陈蒿（六两），栀子（十四枚），大黄（二两）。水六升，煎至二升，分温服。

茵陈四逆汤 出自《伤寒微旨论·卷下》。治阴黄肢体逆冷，腰以上自汗。茵陈（二两），干姜（一两五钱），附子（一枚切），甘草（一两炙）。水煎，分温服。

小茵陈汤 出自《伤寒微旨论·卷下》。治发黄，脉沉细迟，四肢及遍身冷。茵陈（二两），附子（一枚），甘草（一两炙）。水煎，分温服。

茵陈附子汤 出自《伤寒微旨论·卷下》。治身冷汗不止者。茵陈（一两五钱），附子（一枚切），干姜（二两五钱）。水煎，分温服。

茵陈茱萸汤 出自《伤寒微旨论·卷下》。治服茵陈附子汤症未退及脉伏者。茵陈（一两五钱），吴萸（一两），当归（一两），附子（一枚），木通（一两），干姜（一两）。水煎，分温服。

茵陈橘皮汤 出自《伤寒微旨论·卷下》。治身黄，脉沉细数，身热而手足寒，呕喘，烦躁不渴者。茵陈（一两），橘皮（一两），生姜（一两），白术（一两），半夏（五钱），茯苓（五钱）。水四升，煮取二升，分温服。

茵陈茯苓汤　出自《伤寒微旨论·卷下》。治发黄，脉沉细数，四肢冷，小便涩，烦躁而渴。茵陈（一两），茯苓（一两），桂枝（一两），猪苓（一两），滑石（一两五钱）。研末，每服五钱。如脉未出加当归。

栀子大黄汤　出自《金匮要略·卷中》。治酒疸心中懊或热痛。山栀（十四枚），大黄（一两），枳实（五枚），豆豉（一升）。水六升，煮二升分温服。

白术汤　出自《三因极一病证方论》。治酒疸因下后变为黑疸，目青面黑，心中如啖蒜齑，大便黑皮肤不仁，脉微而数。白术（一钱），桂心（五分），枳实（一钱），豆豉（三钱），葛根（二钱），杏仁（二钱），甘草（五分炙）。水煎服。

加味四君子汤　出自《兰室秘藏·卷下》。治色疸。人参（一钱），茯苓（二钱），甘草（五分），白术（一钱），黄芪（二钱），白芍（一钱），扁豆（三钱），红枣（二枚），姜（五片）。

小菟丝子丸　出自《太平惠民和剂局方·卷五》。治女劳疸。石莲肉（二两），茯神（一两），菟丝子（五两），山药（三两）。共研末，山药打糊为丸，如梧子大，每服五十丸。

茯苓渗湿汤　出自《卫生宝鉴·卷十四》。治黄疸，寒热呕吐，渴欲饮水，身体面目俱黄，小便不利。茵陈（二钱），茯苓（二钱），猪苓（一钱），泽泻（一钱五分），白术（一钱），陈皮（一钱），苍术（一钱），黄连（五分），山栀（一钱），秦艽（一钱），防己（一钱），葛根（二钱）。水煎服。

参术健脾汤　出自《准绳类方·卷五》。治发黄日久，脾胃虚弱，饮食不思。人参（一钱），茯苓（二钱），白术（一钱），陈皮（一钱），当归

（一钱五分），白芍（一钱），甘草（五分），姜（三片），枣（二枚）。

当归秦艽散 出自《准绳类方·卷五》。治五疸，口淡，咽干，倦怠，发热，微冷。白术（一钱），茯苓（二钱），秦艽（一钱），当归（一钱五分），川芎（一钱），白芍（一钱），熟地（三钱），陈皮（一钱），半夏曲（三钱炒），甘草（五分），姜（三片）。

茵陈附子干姜汤 出自《卫生宝鉴·卷二十三》。治寒凉药服多，变阴黄者。附子（一钱），干姜（一钱），茵陈（二钱），草蔻（一钱），白术（一钱），枳实（一钱），半夏（一钱），泽泻（一钱五分），茯苓（二钱），广皮（一钱），姜（五片）。

一清饮 出自《仁斋直指·卷十六》。治疸症发热。柴胡（一钱），赤苓（二钱），桑皮（二钱），川芎（一钱），甘草（五分），红枣（二枚），姜（三片）。

青龙散 出自《圣济总录·卷十三》。治风气传化，气不得泄，郁热烦渴，面目发黄，引饮。地黄（二钱），仙灵脾（二钱），防风（二钱），荆芥（一两），何首乌（三钱），研末，每服三钱。

小柴胡加栀子汤 出自《玉机微义·卷四十五》。治邪热留于半表半里而发黄者，仍以和其表里为法。柴胡（一钱），黄芩（一钱），人参（一钱），甘草（五分），半夏（一钱），栀子（一钱五分），大枣（二枚），生姜（三片）。水煎服。

总之，费伯雄认为，黄疸系脾有积湿、胃有积热所致。脾有湿热，故倦怠嗜卧；胃有积热，故发黄溺赤。由于湿郁系从内而生，热邪系外感所致。因此，《内经》有开鬼门、洁净府之法，适于此类病证。开鬼门，是开其腠理，使热邪从肌表而出；洁净府，是泻其膀胱，使湿邪从小便而出。但需要注意的是，外感之热，可以从汗而解；但如果是阳明内蕴之热，发汗则劫阴，使内热更甚。此时，就只能清胃热、利脾湿，汗、吐、下之法均不可用。

（十一）火证

1. 病因病机

关于火的病机，在《素问》病机十九条中就有详细的论述。十九条病机中，有九条是与火热相关，后世医家不断丰富其内容。如刘完素提出燥邪致病，燥能化火。费伯雄认为，外因之病，风为最多；内因之病，火为最烈。风者天之气，火者人之气也。同时，认为五行中唯有火无形，而其他四行皆为有形之体，故火之病必易和其他四行相合而作。“火之为物，本无形质，不能孤立，必与一物相为附丽，而始得常存。故方其静也，金中有火，而金不销也；木中有火，而木不焚也；水中有火，而水不沸也；土中有火，而土不焦也；但见有金、有木、有水、有土，而不见火也。五行各有其用，五行惟火无体。火之体，即以金木水土之体为之体也。及其发而莫可遏也，销金烁石，焚岗燎原，而炎威乃不可响迩矣。人身之火，何独不然，方其静也，肺气肃而大肠润，金不销也；肝气平而胆气清，木不焚也；肾气充而膀胱通，水不沸也；脾气健而胃气和，土不焦也。一经激发，则金销水涸，木毁土焦，而百病丛生矣。”（《医醇賸义·火》）若与其他邪气相兼为病，则因于风者为风火，因于湿者为湿火，因于痰者为痰火。以虚实来分，则阳亢者为实火，劳伤者为虚火，血虚者为燥火。另受遏抑者为郁火，酒色受伤者为邪火，疮疡蕴结者为毒火。费伯雄还列举出一种无名之火，不归经络，不主病症，暴猝举发，莫能自制，认为是气血偏胜所致。“种种火症，或由本经自发，或由他经侵克，或有数经合病，必察其所以致病之由，方能对病施治。”（《医醇賸义·火》）

2. 辨证论治

费伯雄认为，治火证当辨虚实。火有虚火与实火之分，实火是阳气亢盛所致，治宜清泻；虚火多由劳伤过度，耗伤阳气，或阴血亏虚所致，治宜温补或滋补；实火宜泻，清中兼散。如："气分偏胜，壮火升腾，发热错语，口燥咽干，阳狂烦躁"（《医醇賸义·火》），呈一派实热证，应该重用清解之品。虚火宜补，补中含和。又如："虚火者，饥饱劳役，正气受伤，阳陷入阴，发热神疲，饮食减少"（《医醇賸义·火》），应治以补法，和解中焦。费伯雄所谓"虚火"，强调劳伤气虚发热的辨治。其曰："东垣于此等证，用补中益气汤，以升麻、柴胡升举阳气，又为之补脾和胃，此正有得于《内经》虚者温其气之旨，故甘温能除大热，开治阳虚一大法门。无如世之学东垣者，不辨阴阳虚实，虽阴虚发热及上实下虚者，动辄升、柴，祸不旋踵矣。因自制和中养胃汤以明宗东垣者当师其意。"《医醇賸义·火》方用补中益气汤去升麻加薄荷以代之，有逍遥散之意。

费伯雄指出，五脏六腑皆可化火，且风、湿、燥、痰、邪、毒皆可与火合而为病。如：肺火自本经而发者，缘燥气相逼，清肃之令不能下行，故肺气焦满，用自制润燥泻肺汤。心有实火，心火炽盛，用自制加味泻心汤。心有虚火，心血大亏，心阳鼓动，用自制加味养心汤。肝胆火盛，用自制加味丹栀汤。脾有伏火，用自制加味泻黄散。肾分阴阳，所以肾火也分阴火和阳火。肾阳，属于龙火，若龙不蛰藏，飞腾于上，则害而成病，用自制加味肾热汤治疗此病；对肾阴火，用自制潜龙汤。若胃火炽盛，用自制玉液煎。心经之火，可移于小肠，用自制琥珀导赤汤。肺经之火，移于大肠，用自制槐子汤。风助火势，其性上升，法当清润上焦，使阳邪不能侵犯，兼用轻扬解散之品，可以一举而息风解热，用自制消风散火汤。重阴生阳，积湿化热，湿火相乘，用自制胜湿清火汤。痰性质顽浊，若与火胶结成邪，其性愈劣，用自制清火涤痰汤。气分偏胜，壮火升腾，用自制加味三黄汤。若是虚火为病，正气受伤，阳陷入阴，用自制和中养胃汤。若是燥火为病，是由于血虚所致，血能养气则气不妄动，而阴阳得其平。营血一亏，则内失所养，而脏腑皆燥，火亦随生，用自制雪乳汤。郁火，是由所欲不遂，而郁极火生，用自制解郁合欢汤。邪火，因酒色太过，下元伤损，用自制加味三才汤。痈疡初起，肿痛大热，用自制黄金化毒汤治疗此毒火。

（十二）关格

1. 病因病机

费伯雄很重视关格病证，指出其发病在中上二焦，关系性命最大。《灵枢》《素问》诸书及秦越人、张仲景，对关格都有论述，但是没有成方。后有云岐子谓阴阳易位，名关格。所传九方，主要用龙脑、麝香、大黄、芒硝、皂角等，不是开透，就是劫夺。奄奄将毙之人，经受不住此类药物。

《素问》云："人迎一盛，病在少阳；二盛在太阳；三盛在阳明；四盛以上为格阳。寸口一盛，病在厥阴；二盛在少阴；三盛在太阴；四盛以上为关阴。"秦越人提出阴乘阳乘之论，乃合寸尺之脉并言之。寸上过位，入鱼际为溢；尺下过位，入尺泽为复；但是也没有传下治法。张仲景认为，寸口脉浮而大，浮为虚，大为实，在尺为关，在寸为格。心脉洪大而长，则关格不通。是因为五志不安，营卫亏损，孤阳独发，故上下不通。若趺阳脉伏而涩，是胃气败坏之明征。伏则吐逆，水谷不化，涩则食不得入，名曰关格。察脉论证，是为详尽，但是可惜治疗的方法没有传下来。西昌老人喻嘉言重视调和营卫，不偏阴，不偏阳，任胃气之自行敷布，无论关为何而开，格为何而通，只是一心惟求之于中，只要脾胃升降之枢及运化之职得司，以渐透于上下，营气通则加意于营，卫气通则加意于卫，因立进退黄连汤二方，又立资液救焚汤一方。

费伯雄认为，关格的治疗尤其应该重视上焦。如果上之格者能通，则在下之关者亦无不通。费伯雄曾经见过患此病证者，多起于忧愁怒郁，即富贵之亦多有隐痛难言之处。可见此病证实由于中上焦，而非起于下焦。他对关格病机的变化认识是，开始时气机不利，喉下作梗；继则胃气反逆，食入作吐；后乃食少吐多，痰涎上涌，日渐便溺艰难。这是由于心肝两经之火煎熬太过，营血消耗，郁蒸为痰；饮食入胃，以类相从，谷海变为痰涎，而又孤阳独发，气火升痰，宜其格而不入所致。

2. 辨证论治

对于关格的治疗，费伯雄主张"惟治之以至和，导之以大顺"(《医醇賸义·关格》)，尤其应该重视治其上。"愚则以为所重者尤在于上，苟在上之格者能通，则在下之关者亦无不通"(《医醇賸义·关格》)。从费伯雄的论述可以看出，强调治上即治格，上通则下通，无格才无关，关格病即可消除。因为费伯雄所论的关格，是格在关之前，即先有呕吐而后渐见大小便不通，强调治格确实抓住了治疗的关键。治疗上"惟治之以至和"，说的是治疗上要特别注意调养营卫，这是治本之法。因为营卫受阻，虚火上炎而格不除，则下源涸竭关难消，故必须调养营卫，滋阴生津。"导之以大顺"，就是应使上逆之气、火、痰下行，即"使在上者能顺流而下"，则呕吐自止。呕吐一除，津液得以保存，加之饮食可入，二便自调，即"下者亦迎刃而解矣"。费伯雄提出，在调养营卫的同时，还可平肝理气、和胃化痰和兼清相火三法，并自制归桂化逆汤、人参半夏汤、和中大顺汤和二气双调饮治疗关格。

3. 方药选录

(1) 宜用方剂

喻氏进退黄连汤 出自《医门法律·卷五》。平调营卫，不偏阴，不偏阳，所谓运中枢以听其进退。黄连（八分，姜汁炒），炮姜（八分），人参（一钱五分，人乳拌蒸），桂枝（一钱），半夏（一钱五分，姜制），大枣（二枚）。如果用进法，本方诸药俱不制，水三钟，煎一半，温服。如果用退法，不用桂枝，黄连减半，或加肉桂五分，如上逐味制熟，煎服法同。每早加服附桂八味丸三钱。

资液救焚汤 出自《医门法律·卷五》。治五志厥阳之火。生地（二钱，取汁），麦冬（二钱，取汁），人参（一钱五分，人乳拌蒸），炙甘草（一钱），阿胶（一钱），胡麻仁（一钱，炒研），柏子仁（七分），五味子（四分），紫石英（一钱），寒水石（一钱），生犀汁（二分磨），滑石（一钱二分，敲碎不为末），生姜汁（二茶匙）。除四汁及阿胶共八味，用名山泉水四钟，缓火煎至一杯半，去渣，入四汁及阿胶，再缓火略煎至胶烊化，斟出，调牛黄末五厘，日中分二、三次热服。空腹先服附桂八味丸三钱。

（2）忌用方剂

费伯雄告诫医者，治疗关格时，以下九首方剂（云岐子九方）断不可用，切勿只图取快目前，罔顾削伐元气。此等药入口，轻者增剧，剧者立毙。故记录如下，以作为鉴戒。这九首方剂是：①柏子仁方：人参、半夏、茯苓、陈皮、柏仁、甘草、麝香、郁李仁、姜（三片）。②人参散：人参、麝香、冰片、甘草，汤调服。③既济丸：附子、人参、麝香。④槟榔益气汤：槟榔、人参、白术、当归、地黄、陈皮、升麻、甘草、柴胡、枳壳、生姜煎服。⑤木通二陈汤：木通、陈皮、半夏、茯苓、甘草、枳壳、生姜煎服。⑥导气清利汤：猪苓、泽泻、白术、人参、甘草、木通、栀子、茯苓、槟榔、枳壳、大黄、厚朴、麝香、黑牵牛、广皮、半夏、藿香、柏仁、生姜煎服。⑦加味麻仁丸：大黄、白芍、厚朴、当归、杏仁、麻仁、槟榔、木香、枳壳，蜜为丸。⑧皂角散：大皂角烧存性，研细末，以猪脂一两调服。又服八正散加槟榔、枳壳、朴硝、桃仁、灯心，茶服。⑨大承气汤：大黄、芒硝、枳实、厚朴。

总之，费伯雄认为，格与关皆为逆象，惟治之以至和，导之以大顺，使在上者能顺流而下，则在下者亦迎刃而解。故于调养营卫之中平肝理气，是一种方法；于调养营卫之中和胃化痰，是第二种方法；于调养营卫之中兼清君相之火，是第三种方法。关格病，原本很难施治，但不忍坐视危亡，如果想从死中求活，则医者必须精心研究其治疗方法。

（十三）痰饮

1. 病因病机

费伯雄论痰饮之病因病机，非常重视脾胃。其指出痰饮是先出现痰而后停饮，积水为病。人非水谷不能生活，人身所贵者是水。但如果水气太盛，不能流行，则病亦丛生。天一生水，乃至充周流灌，无处不到。一有瘀蓄，即如江河回曲之处，秽积聚，水道日隘，横流旁溢。生理情况下，必顺其性，因其势而利导之，以免泛滥成灾。费伯雄认为，天一之水，是精、血、津液，是人身之圣水，惟患其少，不患其多，正常情况下不会变为痰饮。而患停饮之人，往往呕吐，所吐之水，或清或黄，或酸或腐，动辄盈盆。如果是天一之水，不可能如此之多！水谷入胃，除散精之外，其势下趋，由小肠而膀胱，乃气化而出，无所为饮也。只有当脾有积湿，胃有蕴热，湿与热交蒸，脾胃中先有顽痰，胶粘不解，然后入胃之水遇痰而停，不能疾趋于下，日积月累，饮才会形成。又嗜茶太过者，湿伤脾；嗜酒太过者，热伤胃；过嗜生冷者，寒伤脾胃，等等，病机各不相同。形成痰饮、悬饮、溢饮、支饮、留饮、伏饮，由浅入深，而酿成痼疾。

2. 辨证论治

费伯雄重视脾胃，提出“痰饮者，先生痰而后停饮，积水为病也”。治疗上谨遵张仲景“病痰饮者，当以温药和之”的治疗原则，并把此类疾病比喻为江河横流旁溢之水，言其治疗“必顺其性因其势而利导之”，所论形象生动，开启后人。自创了六首新方，师古而不泥古。若遇痰饮者，水从胃出，下走肠间，辘辘有声，治疗宜温阳健脾，利水除湿，用自制桂术二陈汤。若遇悬饮者，水流胁下，咳唾引痛。胁乃肝胆之位，水气在胁，则肝气拂逆，而肺金清肃之令不能下行，治疗宜肃肺疏肝，利水化痰，用自制椒目瓜蒌汤。若遇溢饮者，水气旁流于四肢。是脾受水邪，溢入四末，治疗宜温运脾阳，分消水饮，用费伯雄自制桂苓神术汤。若遇支饮者，水停心下，入于胸膈，咳逆倚息短气，其形如肿，治疗宜肃肺化痰，温阳利水，用自制桑苏桂苓汤。若遇留饮者，留而不去也。心下痞满，治疗宜化痰消痞，息风化瘀，用自制芎归桂朴汤。若遇伏饮者，伏而不出也，痰满喘咳吐，乃三阳之气为阴邪遏抑，郁而不舒，治疗宜温化水饮，化痰行气，用自制桂枝半夏汤。

3. 方剂选录

苓桂术甘汤　出自《金匮要略》。治胸胁支满，头目作眩。茯苓（四两），桂枝（三两），白术（三两），甘草（二两）。水六升，煎三升，分温服。

甘遂半夏汤　出自《金匮要略》。治留饮结于肠胃。甘遂（大者三枚），半夏（十二枚），白芍（五枝），甘草（如指大一枚）。上四味，以水二升，煮取半升，去渣，加蜜半升，和药汁煮取八合，温服。

小青龙汤　出自《伤寒论》。治水饮溢出于表，营卫不利，宜发汗以散其水。麻黄（三两），白芍（三两），五味（半升），干姜（三两），甘草（三两），细辛（三两），桂枝（三两），半夏（半升）。水一斗，煮取三升，分温服。

木防己汤　出自《金匮要略》。治支饮上入膈中。防己（三两），人参（四两），桂枝（二两），石膏（八两）。水六升，煎取二升，分温服。

木防己去石膏加茯苓芒硝汤　出自《金匮要略》。治支饮，胸膈痞满。防己（二两），桂枝（二两），人参（四两），茯苓（四两），芒硝（三合）。水六升，煎取二升，分温服。

泽泻汤　出自《金匮要略》。治支饮之在心下者。泽泻（五两），白术（二两）。水二升，煎取一升，分温服。

厚朴大黄汤　出自《金匮要略》。治支饮，胸膈痞满。厚朴（一尺），大黄（六两），枳实（五枚）。水五升，煮取二升，分温服。

椒目葶苈大黄丸 出自《金匮要略》。治腹满，口舌干燥，肠间有水气者。防己（一两），椒目（五钱），葶苈（一两），大黄（一两）。研末，蜜丸如梧子大，每服十丸，日三服。

小半夏加茯苓汤 出自《金匮要略》。治湿痰、悬饮。半夏（一升），茯苓（四两），生姜（八两）。水七升，煮取一升五合，分温服。

茯苓饮 出自《外台秘要·卷八》引《延年秘录》。治痰饮胸痞。茯苓（三两），人参（三两），枳实（二两），白术（三两），陈皮（三两），生姜（四两）。水六升，煮取二升，分温服。

二贤汤 出自《百一选方·卷五》。治一切痰饮。橘皮（一斤），甘草（四两）。水四升，煮取一升，分温服。

豁痰汤 出自《古今医统大全·卷四十三》。治一切痰疾。柴胡（一钱），半夏（一钱），枯芩（五分），人参（五分），甘草（五分），紫苏（五分），陈皮（一钱），厚朴（五分），南星（五分），薄荷（五分），枳壳（五分），羌活（五分），姜（三片）。

老痰丸 出自《古今医统大全·卷四十三》。润燥开郁，降火消痰。治老痰凝滞喉间，吐咯难出。天冬（一两），黄芩（一两），海粉（一两），橘红（一两），连翘（五钱），桔梗（五钱），青黛（一钱），香附（五钱），芒硝（二钱），蒌仁（五钱）。研末，炼蜜加姜汁和丸，如梧子大，每服五十丸。

御爱紫宸汤 出自《医门法律·卷五》。解宿酒呕哕，恶心痰唾，不进饮食。木香（五分），砂仁（一钱），白芍（一钱），檀香（一钱），茯苓（二钱），官桂（五分），藿香（一钱），陈皮（一钱），葛根（二钱），良姜（五分），丁香（五分），甘草（五分）。水煎服。

四七汤 出自《三因极一病证方论·卷八》。七情郁结，痰涎如败絮，或如梅核，咽之不下，吐之不出。半夏（二钱），茯苓（二钱五分），厚朴（一钱二分），紫苏（一钱二分），枣（一枚），姜（三片）。

大川芎丸 出自《医门法律·卷五》。消风壅，化痰涎，利咽膈，清头目。川芎（二两），薄荷（四两），桔梗（三两），甘草（二两），防风（二两），细辛（五钱）。研末，蜜丸如梧子大，每服五十丸。

小川芎丸 出自《续本事方·卷五》。治膈上痰。川芎（二两），大黄（二两）。研末，皂角水为丸，如梧子大，每服三十丸。

神芎导水丸 出自《黄帝素问宣明论方·卷四》。治一切热痰郁结。黄芩（一两），黄连（五钱），川芎（五钱），薄荷（五钱），大黄（一两），滑石（四两），黑丑（二两）。研末，蜜丸，如梧子大，每服三十丸。

二陈汤 出自《太平惠民和剂局方·卷四》。治一切痰饮为病，咳嗽胀满，恶心头眩。陈皮（一钱），半夏（二钱），茯苓（二钱），甘草（五分），姜（三片）。

清气化痰丸 出自《医门法律·卷五》。治痰热。半夏、胆星、橘红、枳实、杏仁、蒌仁、黄芩、茯苓，各等分，淡姜汁和丸，每服三钱。

半夏天麻白术汤 出自《脾胃论·卷下》。治痰厥头痛，四肢厥冷。半夏（一钱），麦芽（三钱），神曲（三钱），白术（一钱），苍术（一钱），人参（一钱），黄芪（二钱），陈皮（一钱），茯苓（二钱），泽泻（一钱五分），天麻（六分），干姜（三分），黄柏（五分）。研末，每服五钱。

茯苓丸 出自《全生指迷方》。治痰停中脘，两臂疼痛。半夏（一两），茯苓（一两），枳壳（五钱），风化硝（二钱五分）。淡姜汁和丸，每服二钱。

（十四）结胸

1. 病因病机

费伯雄认为，结胸主要分为五种类型：一为邪气结胸，一为痰气结胸，一为滞气结胸，一为水气结胸，还有误下导致的结胸。虽同一中脘痞懑，而受病不同，施治各异。如果不加以区分，为祸最烈，医者当仔细辨明。

2. 辨证论治

第一类，邪气结胸，不外乎因寒或因热所致。寒气遏抑，则胃阳不通，故中脘痞满，四肢倦怠，可用祛寒平胃散治之。风热内郁，则胸脘烦闷，心神焦燥，栀子解郁汤主之。第二类，痰气结胸，或燥或湿。燥痰随火上升，壅于中脘，可用竹沥涤痰汤治之。若湿痰窒滞中都，可用香苏二陈汤治之。第三类，是实热与积滞互结，热邪盛于里，上扰心神，大结胸用大承气汤，小结胸用小承气汤，轻症用小陷胸汤。第四类，水气结胸，心下至少腹硬满，痛不可近，或潮热，或无大热，但头微汗出，用决壅顺流汤治之。误下后，胸中大实，元气大亏，不下则胀满而死，下之则元气随脱，此时下亦死，不下亦死。然于死中求活，须一面攻下，一面保真，如黄龙汤一法，虽然是将人参和大黄同用，其意类似，但是药物之间效果互相牵制，攻补都不到位。还不如先给予攻下之剂，等药力已经抵达病所，再服用保纳元气之剂，费伯雄用承气汤与自制保真汤合用治之。最后一类，若是因误下之结胸，因邪未入阳明，下之太早，此时徒伤元气，邪反乘虚而入，居于心胸之间，内既不能从肠胃而下，外又不能从肌表而出，蕴结心胸，以致胸脘痞满，按之不痛；无形之邪，非有形之滞，邪在心胸而不在胃。费伯雄建议以诸泻心汤治疗，其药味分两，当随症随时谨慎加减。

3. 方剂选录

祛寒平胃散 炮姜（五分），茯苓（二钱），广皮（一钱），木香（五分），茅术（一钱），砂仁（一钱），厚朴（一钱），郁金（二钱），佩兰（一钱），佛手柑（五分），当归身（一钱五分）。

栀子解郁汤 黑山栀（二钱），苏梗（一钱五分），瓜蒌实（一个，切），豆豉（三钱），连翘（二钱），郁金（二钱），薄荷（一钱），淡竹叶

（二十张），葛根（二钱），白茅根（五钱）。

竹沥涤痰汤 川贝（二钱），石决明（八钱），天竺黄（六分），杏仁（三钱），羚羊角（一钱五分），旋覆花（一钱，绢包），桑皮（二钱），淡竹沥（半杯冲服），瓜蒌仁（四钱），姜汁（二滴冲服）。

香苏二陈汤 沉香（六分），苏子（二钱），橘红（一钱），半夏（一钱五分），茯苓（二钱），枳壳（一钱），厚朴（一钱），杏仁（三钱），郁金（二钱），苡仁（四钱炒），姜汁（二小匙，冲服）。

保真汤 人参（三钱），附子（二钱），干河车（四钱），当归（三钱），五味（一钱五分），菟丝子（八钱），大枣（三枚），姜（三片）。

决壅顺流汤 大黄（三钱），木通（三钱），瓜蒌实（一个），厚朴（一钱），青皮（一钱），枳实（一钱），瞿麦（二钱），车前子（二钱）。

（十五）胀病

1. 病因病机

胀，是以腹部胀满，胀闷或肿胀为主证的一类疾病，多属久治难愈之证。《灵枢·胀论》中即有论述，认为胀病是发生在脏腑之外，它向内压挤脏腑，向外扩张胸胁，使皮肤发胀，所以称为“胀病”。并描述了胀病的脉象为脉大坚以涩者，并提出五脏六腑皆可为胀，阴脉胀在脏，阳脉胀在腑。

《临证指南医案·肿胀》指出，五脏六腑各有畔界，其病各有形状。故胀病种类颇多。按脏腑分，有肝胀、心胀、脾胀、肺胀、肾胀、胆胀、小肠胀、胃胀、大肠胀、膀胱胀、三焦胀等；按邪正盛衰分，有虚胀、实胀等；按病因分，有寒胀、热胀、食胀、气胀、蛊胀、酒胀、血胀等。

费伯雄认为，胀病多因气机异常，浊阴上扰所致。亦即，胀病多由七情内伤，六淫外侵，饮食失节，房劳过度，致脾土受伤，水湿痰瘀积滞不化而成。胀病部位各异，五脏六腑，上下表里，皆可为胀。《内经》曰：“卫气之在身也，常然并脉，循分肉，行有逆顺，阴阳相随，乃得天和，五脏更始，四时循序，五谷乃化。然后厥气在下，营卫留止，寒气逆上，真邪相攻，两气相搏，乃合为胀也。”气机异常是胀病的主要原因，乃血脉、脏腑气机异常所致。《灵枢·胀论》：“胀病如营气循脉，卫气逆为脉胀；卫气并脉循分为肤胀。”

费伯雄曰：“一则曰厥气，再则曰寒气，可知各种胀症，皆由浊阴上干清道所致。”（《医醇賸义》）认为气机失常，浊阴上扰，是导致各种胀病的原因。《素问·阴阳应象大论》：“浊气在上，则生䐜胀”。费伯雄分析指出，营卫不和，卫分不利，阴邪入虚脏，则发为胀病。因五脏六腑各有所虚，所以五脏六腑各有胀病。“卫气遇寒则滞，营血遇寒则凝，营卫不调，不能捍卫，阴邪乃得乘虚而入，何脏虚即入何脏，何腑虚即入何腑，真气与邪气相搏，而五脏六腑遂各有胀病矣。”并阐述了五脏六腑之胀病的表现和治法。

2. 辨证论治

《内经》对于胀病的治疗，主张针灸治疗，用针刺治疗，“凡此诸胀者，其道在一，明知逆顺，针数不失，泻虚补实，神去其室，致邪失正，真不可定，粗之所败，谓之夭命；补虚泻实，神归其室，久塞其空，谓之良工。”（《灵枢·胀论》）费伯雄在胀病的治疗中，分五脏胀和六腑胀分别拟方治疗。

（1）心胀

心胀，多因寒邪犯心所致烦满短气而卧不安的病患，为胀病之一。膻中是心脏之所，心胀表现为“烦心短气，卧不安”。心为阳中之阳，纯阳之脏，若外受寒邪侵袭，阴阳相搏，心气受损，则烦满短气，不可安卧。如《医醇賸义·胀》：“心本纯阳，寒邪来犯，阴阳相战，故烦满短气而卧不安也。”治宜温阳散寒，以趋寒邪，费伯雄喻为“发其神明，摧荡邪气，使浮云不能蔽日，自然离照当空，太阳之火不烦补助也”。益心气以养心神，自拟离照汤：琥珀（一钱），丹参（三钱），朱砂（五分），茯神（三钱），柏子仁（二钱），沉香（五分），广皮（一钱），青皮（一钱），郁金（二钱），灯心（三尺），姜皮（五分）。此方以通阳抑阴煎为基本方，以养心营，通心气。此方本为治疗心痹之方，痹证偏于血，而胀病偏于气，故在原方基础上去当归、白术、红枣等，加郁金、青陈皮、姜皮等以助沉香以行气，加灯心草通心降火，加柏子仁养心安神。

（2）肺胀

肺胀，乃因肺气壅塞所致虚而喘咳之证，是胀病之一。《灵枢·胀论》："肺胀者，虚满而喘咳。"《金匮要略·肺痿肺痈咳嗽上气病脉证治》："咳而上气，此为肺胀，其人喘，目如脱状，脉浮大者，越婢加半夏汤主之。""肺胀，咳而上气，烦躁而喘，脉浮者，心下有水，小青龙加石膏汤主之。"肺主气，为阳中之阴，其位为五脏之最高，最先感邪。寒邪犯肺，导致肺气壅塞，肺失清肃，宣降失职，虚满喘咳。《医醇賸义》："肺为气之脏，居于至高，寒气逆上，肺气壅塞……故虚满而喘咳，当温肺降气，以解寒邪，温肺桂枝汤主之。"费伯雄自拟温肺桂枝汤：桂枝（五分），当归（二钱），茯苓（二钱），沉香（五分），苏子（一钱五分），橘红（一钱），半夏（一钱二分），瓜蒌实（四钱），桑皮（二钱），姜汁（二小匙，冲服）。此方以姜汁、桂枝为主药，温肺散寒，用当归、茯苓，助姜、桂之气；以沉香为大将，顺气消胀；橘红、半夏、瓜蒌实、苏子、桑皮等肺胃气分之药，助沉香理气除胀满。

（3）肝胀

肝胀，乃因寒气上逆伤肝，或怒气伤肝，所致胁下、少腹胀满或痛之证。肝胀表现为胁下满而痛引小腹。如《灵枢·胀论》："肝胀者，胁下满而痛引小腹。"《金匮翼·胀满诸论》："肝胀，怒动肝火，逆于中焦，其症口苦脉弦，胁及小腹胀满或痛，发则身热气逆是也。"肝为将军之官，气血皆盛之脏，肝属木，木喜条达，寒邪伤肝，肝失条达，则肝气胀满疼痛。胁下乃肝之所在，肝气不舒，则胁下疼痛，痛引小腹。《医醇賸义·胀》："寒气上逆，则两气相积，而肝木怒张，胁下乃肝木之本位，痛引小腹，则壅极而决矣。当疏肝化浊，青阳汤主之。"费伯雄自拟青阳汤：青皮（一钱五分，醋炒），柴胡（一钱醋炒），蒺藜（四钱），乌药（一钱），炮姜（五分），广皮（一钱），延胡（一钱，酒炒），木香（五分），郁金（二钱），花椒子（二十四粒打碎）。此方使用青皮、柴胡、蒺藜、乌药、延胡、郁金、广皮、木香等肝家理气之品，以疏肝解郁，利气活血；又加用乌梅安胃丸之花椒、炮姜；乌药，取其温通之性强，温中散寒而助理气之力。

（4）脾胀

脾胀，乃因脾土受寒湿所伤，正邪相交，令脾气不宣调，水湿不及运化而停于内，拥聚而胀，表现为恶心、肢烦、身体困重等湿重之象。《灵枢·胀论》："脾胀者，善哕，四肢烦悗，体重不能胜衣，卧不安。"《金匮翼·胀满诸论》："脾胀，湿气归脾，壅塞不行，其脉濡，其体重，其便不利，大便溏而不畅……脾土受湿，不能制水，水渍于肠胃而溢于皮肤，漉漉有声，怔忡喘息，即为水胀是也。"可选用胃苓汤、温中丸及防己黄芪汤加味方施治。费伯雄《医醇賸义》认为，脾为湿土而主四肢，寒邪乘袭则土德衰而真阳不运，脾阳受损而运化失职，导致善哕而肢体疲重，夜卧不安。治疗上主张"扶土渗湿，兼解寒邪，姜术二仁汤主之"。费伯雄自拟姜术二仁汤：炮姜（五分），白术（二钱），茯苓（三钱），半夏（一钱），当归（二钱），苡仁（八钱炒），砂仁（一钱），厚朴（一钱），木香（五分），广皮（一钱），生熟谷芽（各四钱煎汤代水）。此方以炮姜、白术、薏苡仁、砂仁为主，取其扶中健脾阳以去伏寒；用半夏、茯苓、厚朴、广皮、砂仁、木香、生熟谷芽，理气健脾胃而助水谷运化；加一味当归补血活血，乃气血双调之法，不完全放弃血分，是制方之正法。

（5）肾胀

肾胀，多由下焦虚寒所致，表现为腹满引背，腰髀痛。《灵枢·胀论》："肾胀者，腹满引背，央央然腰髀痛。"肾本属水，寒气乘袭，水寒则成冰，坎中之真阳不能外达，故出现腹满引背，身痛困苦；下元虚寒，营血不能温润灌溉，故腰髀之处冷痛。治当温肾祛寒，温泉汤主之。费伯雄自制温泉汤：当归（二钱），附子（八分），小茴香（一钱），破故纸（一钱五分，核桃肉拌炒），乌药（一钱），杜仲（三钱），牛膝（二钱），木香（五分），广皮（一钱），青皮（一钱），姜（三片）。此方用附子、当归、小茴香、破故纸、木香、牛膝、姜七味，取其温肾祛寒，强壮腰膝；加杜仲、核桃、乌药、青陈皮，以驱寒散邪。

（6）胃胀

胃胀，为六腑胀病之一，主证为胀满、胃脘痛。《灵枢·胀论》："胃胀者，胀满，胃脘痛，鼻闻焦臭，妨于食，大便难。"胃乃受纳水谷，运化糟粕之所，喜温喜燥，阴寒之气上扰于胃，导致胃气机升降不利，发为胃痛、胀满。水谷运化失常，腐败之气郁于胃中，出现嗳气上逆，纳呆腹胀不欲食的表现。《医醇賸义·胀》："胃为水谷之腑，职司出纳。阴寒之气上逆，水谷不能运行，故胀满而胃痛，水谷之气腐于胃中，故鼻闻焦臭，而妨食便难也。"治宜平胃祛寒，用温中平胃散。费伯雄自拟温中平胃散：炮姜（五分），砂仁（一钱），木香（五钱），谷芽（三钱炒），神曲（三钱炒），广皮（一钱），茅术（一钱），厚朴（一钱），枳壳（一钱），青皮（一钱），陈香橼皮（八分）。本方是以平胃散去甘草，加炮姜、木香、砂仁而成。方中神曲、枳壳、谷芽，消食化积以助消化；青皮、香橼，疏肝理气和胃，以助胃气运行。此胃胀乃寒邪犯胃所致，平胃散燥脾湿，加炮姜、砂仁、木香辛温之品以温胃寒。

（7）大肠胀

大肠胀，为六腑胀病之一。大肠胀多属寒邪袭肠，表现为腹痛肠鸣，肠道传导失司，大便完谷不化。《灵枢·胀论》："大肠胀者，肠鸣而痛濯濯，冬日重感于寒，则飧泄不化。"大肠为传道之官，位居小肠之下，司变化而出糟粕。遇寒邪侵袭，寒气上逆，变化失度，故肠鸣腹痛而有水声；重感于寒，脾胃运化失职，大肠传导失司，水谷不能完全腐熟吸收，故完谷不化也。治宜温通肠胃，上下兼顾，顾母理脏汤主之。费伯雄自拟顾母理脏汤：枳壳（一钱五分麸炒），青皮（一钱五分），厚朴（一钱），干姜（五分），谷芽（二钱炒），当归（二钱），茯苓（二钱），白术（一钱），木香（五分），白蔻（六分），橘饼（三钱切片）。此方乃温中平胃散加减。方中以干姜易炮姜，以白术易茅术，加当归、茯苓等，和中健脾，恢复脾胃之运化之功，所以顾母也。枳壳、厚朴、白蔻、木香等，温中理气，所以温通肠胃也。谷芽、橘饼也皆扶胃药，用以佐姜、术、归、苓健脾和胃。脾胃是来源，大肠乃出路也。因此，理大肠之气必先顾脾胃之母。

（8）小肠胀

小肠胀，为六腑胀病之一。因小肠受寒，泌别清浊功能受损，故出现水液不出，小腹胀痛。证见少腹䐜胀、引腰而痛。小肠为受盛之官，位居胃之下，受盛水谷而分厘清浊，水液渗于前，糟粕归于后。寒气上逆，则化物不出，二便不通，故小腹䐜胀，引腰而痛也。治当分理水谷，恢复小肠泌别清浊之功，使二便通行，则胀满自解，通幽化浊汤主之。费伯雄自拟通幽化浊汤：枳壳（一钱五分），青皮（一钱五分），木通（一钱五分酒炒），车前（二钱），赤苓（二钱），蒌仁（三钱），厚朴（一钱），木香（五分），乌药（一钱），谷芽（三钱炒），姜（三大片）。此方用赤茯苓、车前子、木通三味利水渗湿，以通利小便；用枳壳、厚朴、青皮、乌药、瓜蒌仁、木香以行气通便，以通幽门；重用生姜，佐以谷芽，以顾脾胃。小肠上承脾胃，下走膀胱、大肠，所以分水谷而行糟粕。其本身质薄而且细，曲折最多，上不如胃之浓，下不如大肠之宽，是消化系之关隘。因此，其为病比胃、大肠而独多，故治疗上要以通二便为急务也。

（9）膀胱胀

膀胱胀，为六腑胀病之一。清·林佩琴《类证治裁》:“肿在外属水，胀在内属气；肿分阳水阴水，胀别气实血实。”膀胱乃水液气化之所，水气不化则发为胀，乃气实之胀。《灵枢·胀论》:“膀胱胀者，少腹满而气癃。”膀胱受寒，膀胱气化失司，而导致水气窒塞不通，导致小便不行，腹部胀满。《医醇賸义·胀》:“膀胱主藏津液，气化则出。盖水气循下焦而渗入膀胱，津液之藏，皆由气经渗入，然后能出。寒气上逆，则水气窒塞不通，故少腹满而小便癃也。当理气行水，俾寒水得其阳而通利，既济汤主之。”亦可用五苓散加味方。费伯雄自拟既济汤：当归（二钱），肉桂（五分），沉香（五分），广皮（一钱），泽泻（一钱五分），牛膝（二钱），瞿麦（二钱），车前（二钱），苡仁（四钱），葵花子（四钱，炒研同煎）。此方用当归、牛膝、沉香、广皮、泽泻、车前通阳理气，而其着重则在肉桂之活血，同沉香之通气，二味大力之药合作。此谓膀胱胀，但膀胱又最易蓄血，而小便不通，有发生水道闭塞之危险。因此，本方通阳利水，重在通阳，阳气通则水气得化，小便得利则胀除。

（10）三焦胀

三焦胀，表现为气满于皮肤，坚而不痛。气满于皮肤中，轻轻然而不坚。以胀是否有痛来辨别虚实，三焦胀皮肤胀满不痛，以气满为虚胀而已。治宜升降其气则愈。三焦胀者，上焦如雾，中焦如沤，下焦如渎，三焦之状乃其气与水之流行，而究无实在形质。三焦受寒则气逆，故气满三焦，溢于皮肤之中。因无形质，故虽胀而轻轻然不坚也。治当调和气血，疏导行水。费伯雄自拟通皮饮主之。组成：广皮（一钱），青皮（一钱），冬瓜皮（二钱），茯苓皮（四钱），当归（二钱），厚朴（一钱），枳壳（一钱），砂仁（一钱），泽泻（一钱五分），车前子（二钱），鲜姜皮（一钱）。此方以五皮为主，广皮、青皮、冬瓜皮、茯苓皮、鲜姜皮，以皮行皮，化在皮之胀气，轻可去实也。再以枳壳、厚朴理气消痞满；以泽泻、车前通利水道，化水气；最后，以当归、砂仁调和肝胃之气血，以通行气血。可谓轻松流利，举重若轻，于气满皮肤中，轻轻然不坚，针锋相对矣。

（11）胆胀

胆胀，乃因寒邪犯胆，或气郁不舒，所致胁下痛胀、口苦、善太息之证。《灵枢·胀论》："胆胀者，胁下痛胀，口中苦，善太息。"胆为中正之官，决断出焉。肝虽强，非胆不能断。但胆气血皆少，为清静之腑，寒气犯之，故胁胀痛、口苦；胆气郁结不舒，则善太息。治当轻扬和解，后辛汤主之。费伯雄自拟后辛汤。组成：柴胡（一钱），郁金（二钱），广皮（一钱），当归（二钱），茯苓（二钱），栀子皮（一钱，姜汁炒），蒺藜（四钱），枳壳（一钱），合欢花（二钱），佛手（五分）。此方中，柴胡为少阳肝胆经之正药，郁金为解郁之良剂，二者配伍以缓解气郁不舒之状；方中当归、茯苓肝脾兼顾；栀子佐柴胡而清少阳；合欢佐郁金而通心气；枳壳、蒺藜、广皮、佛手皆肝家气分药，肝胆相为表里，以梳理肝胆之气，共除胀满。

（12）水胀

水胀，乃胀病之一，表现为肤胀满而兼见面目四肢俱肿，或怔忡喘息。《灵枢·五癃津液别》："邪气内逆，则气为之闭塞而不行，不行则为水胀。"《备急千金要方·水肿》："水胀，胀而四肢面目俱肿。"《金匮翼·胀满统论》："脾土受湿，不能制水。水渍于肠胃，而溢于皮肤，漉漉有声，怔忡喘息，即为水胀是也。"《医醇賸义·水胀》："经曰：目窠上微肿，如新卧起之状，其颈脉动，时咳，阴股间寒，足胫肿，腹乃大，其水已成矣。以手按其腹，随手而起，如裹水之状，此其候也。盖上既目肿，下又胫肿，中则腹大，水气已遍行周身，此必中州脾胃先败，土不胜水，日积日甚，泛滥不收。其颈脉动而时咳，乃横流溢出，犯胃射肺。病势至此，危急之至，原非寻常之剂可以取效，但舟车、疏凿等法，又过于峻猛，诚恐水气虽去，元气随亡，仍归于败耳。”水胀初起宜去其水，可用葶苈木香散；久则宜补脾土以制水，可用中满分消丸。费伯雄拟消阴利导煎利水消肿。组成：当归（二钱），茯苓（三钱），白术（一钱五分），广皮（一钱），厚朴（一钱），肉桂（五分），附子（八分），木通（一钱五分），大腹皮（一钱五分），牛膝（一钱五分），泽泻（一钱五分），车前（二钱），鲜姜皮（一钱），苡仁（一两，煎汤代水）。此方以肉桂、附子为扶阳消阴之主药，以茯苓、姜皮、腹皮、泽泻、车前、苡仁、木通为利导消水，以当归、白术、广皮、厚朴顾气血而调脾胃。全方诸药合用以奏利水消肿之效。

（13）肤胀

肤胀，属胀病之一。因阳气不足，寒气留于皮肤而见肿胀之证。主证为全身肿胀，腹大，皮厚。《灵枢·水胀》：“肤胀者，寒气客于皮肤之间，腹大，身尽肿，皮厚，按其腹窅而不起，腹色不变，此其候也。”《医醇賸义·胀》谓肤胀为因宗气失守，虚气无归，寒气流窜周身皮肤，故见腹大，身肿，皮厚。但气为无形之邪，虽肿而不坚，故按其腹则气散而不能骤起。按不能骤起，治宜扶正祛寒，理气化浊，用祛寒建中汤等方。费伯雄自拟祛寒建中汤：当归（二钱），白芍（一钱，酒炒），茯苓（二钱），白术（一钱），附子（八分），广皮（一钱），厚朴（一钱），枳壳（一钱，麸炒），白蔻（六分），木香（五分），枣（二枚），姜（三片）。此方附子、白芍、茯苓、白术、生姜同用，乃真武汤之组成，能除皮中水气；白术、当归以顾正，生姜、大枣以建中。以上诸药扶正祛寒。枳壳、厚朴、木香、白蔻、广皮等理气药同用，理气化浊。特别是姜、枣并用，在费伯雄治胀诸方中惟此一方。因为寒水的去路，不外乎汗与小便，方中既有附子、白术、茯苓以化水通小便，而皮肤与营卫最近，可用姜、枣以通营卫而发汗，给寒水以去路。

（14）鼓胀

鼓胀，是由肝病日久，肝脾肾功能失调，气滞血瘀，气血交阻，水气内停于腹中所致；是以腹胀大如鼓，皮色苍黄，脉络暴露为主要临床表现的病证。本病最早见于《灵枢·水胀》《素问·腹中论》，其中对鼓胀的病名、症状、治疗法则等，已有概括的认识。

晋·葛洪在《肘后备急方·治卒大腹水病方》中，提出放腹水以治疗鼓胀。金元时期，鼓胀治法上有主攻、主补的不同论争。及至明清，确立鼓胀的病机为气血水互结，证属本虚标实。《医醇賸义》提出，治疗鼓胀“当扶土抑木，兼化阴邪”，自拟扶抑归化汤主之。该方组成：党参（三钱），茯苓（三钱），白术（一钱五分），当归（二钱），附子（八分），木瓜（一钱，酒炒），青皮（一钱），蒺藜（三钱），广皮（一钱），厚朴（一钱），木香（五分），砂仁（一钱），牛膝（二钱），车前（二钱），姜（三大片）。此方强调治疗肝郁乘脾，土败木贼，外胀内空，本虚标实之鼓胀，而不是治疗内外俱实，蛊虫所致之蛊胀。此方以党参、当归、白术、茯苓、姜、附子，温阳健脾以扶中土；以厚朴、青皮、陈皮、蒺藜、木香、砂仁，理气化郁以抑肝木；用木瓜以舒筋，缓解腹部青筋拘急之象；牛膝以达下；车前子助茯苓行水。此方用当归、白术、附子、姜、广皮、茯苓、厚朴、木香八味，与肤胀的祛寒建中汤相似，因为两者有相似的病机。

总之，费伯雄认为，胀病属脾湿而成，拟温运脾阳，和中化浊。鼓胀之证初起重在肝脾，多因情志所伤，气机不利，肝郁乘脾，脾失健运，导致水湿内停。水湿不去，土壅而侮木，肝郁更甚，可及血而致血瘀，又使脾气更虚，水湿更盛。表现为腹胀，身皆大，身大与肤胀表现相似，但又表现为肤色苍黄，腹筋起，便与肤胀迥别。黄色乃脾之本色，色苍则因木气胜而见于脾。腹起青筋，则因肝之邪气盛，而脾土败坏，症势甚危。肝、脾、肾在生理上密切相关，肝脾病甚累及于肾。脾虚不运，肾精衰减，而导致肾阳不足，膀胱气化不利；命门火衰，脾肾阳虚，水湿潴留更甚。肝藏血，肾藏精，肝肾同源。肝气郁结，郁久化热伤阴，肝阴不足致肾阴不足；肝肾阴虚，则使鼓胀之病势日益加重。

3. 方剂选录

金匮防己黄芪汤 出自《金匮要略》。防己（一两），黄芪（一两），白术（三两），甘草（五钱），枣（一枚），姜（七片），水煎，分温服。

防己茯苓汤 出自《金匮要略》。防己（三两），黄芪（一两），桂枝（三两），茯苓（六两），甘草（二两），水煎，分温服。

导滞通幽汤 出自《医学法律》。木香（五钱），白术（五钱），桑皮（五钱），陈皮（五钱），茯苓（一两），水煎，分温服。

见晛丸 出自《卫生宝鉴·卷十八》治寒气客于下焦，血气闭塞，而成瘕聚，腹中坚大，久不消者。附子（四钱），鬼剑羽（三钱），紫石英（三钱），泽泻（二钱），肉桂（二钱），延胡索（二钱），木香（二钱），槟榔（二钱），血竭（一钱五分），水蛭（一钱），三棱（五钱），桃仁（三十粒），大黄（二钱），酒糊丸如梧子大，每服三十丸。

（十六）痹病

1. 病因病机

痹病，泛指机体正气不足，卫外不固，邪气乘虚而入，致使气血凝滞，经络痹阻，引起相关系统疾病的总称。痹论首见于《内经》，《素问·痹论》对其病因、发病、证候分类及演变均有记载。如：“风寒湿三气杂至，合而为痹”；“所谓痹者，各以其时，重感于风寒湿之气也”。关于肢节痹病，提到“以冬遇此者为骨痹”“其风气胜者为行痹”“寒气胜者为痛痹”“湿气胜者为着痹也”。关于五脏痹的论述，《素问·痹论》曰：“五脏皆有合，病久而不去者，内舍于其合也。故骨痹不已，复感于邪，内舍于肾；筋痹不已，复感于邪，内舍于肝；脉痹不已，复感于邪，内舍于心；肌痹不已，复感于邪，内舍于脾；皮痹不已，复感于邪，内舍于肺。”《金匮要略·中风历节病脉证并治》之“历节”，即在本病范围之内，张仲景创桂枝芍药知母汤和乌头汤治之。或论白虎历节，如《金匮要略》《济生方》；以痹证为论的，如《儒门事亲》《景岳全书》等；或论痹病，如《医宗金鉴》《诸病源候论》《杂病广要》等。尤其《千金要方》《外台秘要》收载了较多治痹方剂。至今仍常用的独活寄生汤，即首载于《千金要方·诸风》。《医宗必读·痹》对痹证的治疗原则作了很好的概括。其指出：“治外者，散邪为急，治脏者，养正为先。治行痹者，散风为主，御寒利湿仍不可废，大抵参以补血之剂，盖治风先治血，血行风自灭也。治痛痹者，散寒为主，疏风燥湿仍不可缺，大抵参以补火之剂，非大辛大温，不能释其凝寒之害也。治着痹者，利湿为主，祛风解寒亦不可缺，大抵参以补脾补气之剂，盖土强可以胜湿，而气足自无顽麻也。”主张分清主次，采用祛风、除湿、散寒法治疗，行痹应参以补血，痛痹参以补火，着痹应参以补脾补气。

费伯雄对痹病的病因认识，遵循《内经》的“三气”之说，认为风寒湿三气侵袭机体，导致营卫不通，经脉受阻，筋骨受损，发为痹病。《医醇賸义·痹》：“经曰风寒湿三气杂至，合而为痹也。夫六淫之邪，暑燥火为阳，风寒湿为阴，阴气迭乘，营卫不通，经脉阻滞，筋骨肉三部俱病，而三痹之症作矣。”风为阳邪，开发腠理，又具穿透之力，寒借此力内犯，风又借寒凝之积，使邪附病位，而成伤人致病之基。湿邪借风邪的疏泄之力，寒邪的收引之能，风寒又借湿邪粘着、胶固之性，造成经络壅塞，气血运行不畅，则筋脉失养，绌急而痛。痹病既有轻证，又有重证，也有恶候。《内经》所言内痹和外痹，如五脏痹、六腑痹、奇恒之腑痹、五体肢节痹。

五脏痹，乃肝痹、心痹、脾痹、肺痹、肾痹的总称。多因痹证日久不愈，复感风寒湿邪，使痹证从筋、脉、骨、肉、皮等发展至与其相合的内脏，致内脏受伤，而相应出现肝痹、心痹、肾痹、脾痹、肺痹等。也可由于气血内虚，阴精亏损，或阳气不运，邪气乘虚而袭，积聚于胸腹所致。六腑痹是肠（大、小肠）痹、胞痹、胃痹、胆痹、三焦痹的总称，指病位主要在大肠、小肠、膀胱、胃、胆、三焦等六腑的一类风湿病。所谓肢节痹病，系以肢体经络为风寒湿热之邪所闭塞，导致气血不通，经络痹阻，引起肌肉、关节、筋骨发生疼痛、痠楚、麻木、重着、灼热、屈伸不利，甚或关节肿大变形为主要临床表现的病证。以潮湿、高寒之地，或气候变化之时，罹患者为多。

2. 辨证论治

痹病在治疗上应分清层次，以祛邪活络、缓急止痛为其大法。

（1）行痹

行痹者，多表现为肢体关节酸痛，游走不定，不拘上、下、左、右肢体关节，恶风或恶寒。费伯雄认为，此乃血不能营润筋骨，风邪侵袭关节脉络所致。其曰："风痹者，血不营筋，风入节络，当以养血为第一，通络次之，祛风又次之。"（《医醇賸义·痹》）治疗上主张首先养血，然后通络祛风。如果不补血而先祛风，会进一步耗伤营血，导致筋脉拘挛之症状更剧，因此以补血为先。"若不补血而先事搜风，营愈燥而筋益拘挛，殊非治法。先用大剂补血祛风，后即加入人参、茯苓、白术以补气分，营卫平调，方无偏胜之患。温经养营汤主之。"（《医醇賸义·痹》）其自拟温经养营汤，温经养血以祛风。

（2）痛痹

痛痹者，多表现为痛剧，遇寒则痛甚，得热则痛缓；肢体关节，紧痛不移，局限一处。费伯雄认为，此乃营卫受寒邪所伤，气血经脉不通，不通则痛。其曰："痛痹者，营卫受寒，不通而痛，宜调养气血，温通经络，龙火汤主之。"（《医醇賸义·痹》）其自拟龙火汤去寒止痛。

（3）着痹

着痹者，多表现为肢体关节沉重酸胀、疼痛，重着而痛，手足笨重，活动不灵，肌肤麻木不仁。费伯雄认为，此乃湿邪所致，治当健脾除湿。其曰："着痹者，病在肌肉当补土燥湿，立极汤主之。"（《医醇賸义·痹》）自拟立极汤，培土健脾以除湿。

（4）肺痹

肺痹的主要表现，为恶寒、发热、咳嗽、喘息、胸满、烦闷不安等。费伯雄总结为"肺痹者，烦满喘而呕"。认为肺痹的发生，是因为肺气受邪，肺气不能清肃，出现喘满的现象，同时因其经脉环胃口，故肺胃同病，出现作呕之象。其曰："此一条明是肺胃同病。肺居至高，脉循胃口，肺气受邪，从胃而上，清肃之令不能下行，故烦满而喘。其作呕，则胃亦受邪，水谷之气不安也。桑朴汤主之。"（《医醇賸义·痹》）其自拟桑朴汤泻肺平胃。

（5）心痹

心痹主要表现为心悸、气喘、咽干、常叹气、烦躁、容易惊恐等。费伯雄总结为"心痹者，脉不通，烦则心下鼓，暴上气而喘，嗌干善噫，厥气上则恐"。其认为心痹除心经受病外，与肺脉和肾经关系皆密切。心为血脉，百脉朝心，心脉受损则脉不通；心脉挟咽，则出现上气而喘的症状。心肾相通，心脉病则肾亦病也。其曰："此一条乃心经主病而兼肾病也。心为生血之脏，百脉皆朝于心。心脉支者挟咽，直者上肺。心营不足，故脉不通。心气不舒，故心下鼓，暴上气而喘，嗌干善噫，则支脉与直脉俱病也。厥气乃肾之邪，水来克火，神衰而恐。恐属于肾，肾病应于心，故为兼病也。宜养心营，通心气，火能生土，则可以制水矣。通阳抑阴煎主之。”（《医醇賸义·痹》）其自拟通阳抑阴煎，养心气营血，培命门火以生土，通肾气养心脾。

（6）肝痹

肝痹的主要症状，为头痛、夜睡多惊梦、渴饮、多尿、腹胀、腰痛胁痛、足冷等。费伯雄总结为“肝痹者，夜卧则惊，多饮，数小便，上为引，如怀”。他认为此乃肝经病为主，脾胃同病。肝经自身发病，表现为惊悸多梦，小便数，胁痛等；肝火犯胃，则出现胃热渴饮；肝郁乘脾，则出现腹胀之象。其曰：“此一条乃肝经主病，而波及脾胃者也。肝为多血之脏，而主藏魂。肝受邪则魂不安，而夜卧惊悸。木郁生火，积而成热，故多饮而小便数也。上为引者，渴而引饮也。如怀者，腹大如怀物也。此由肝火上升犯胃，故胃热而渴；肝气下行克脾，故脾弱而胀也。”（《医醇賸义·痹》）治疗上要顾及肝脾胃三脏，治疗宜养血疏肝，兼调脾胃，自拟方用三灵汤。

（7）脾痹

脾痹的主要症状，为四肢倦怠、胸闷、咳嗽、呕吐清涎等。费伯雄总结为“脾痹者，四肢懈惰，发咳呕汁，上为大塞”。他认为，此乃脾经主病，土败则金衰，肺脾同病；脾病则影响胃，脾胃同病，由此则出现脾病兼肺胃病。其曰：“此一条乃脾病而兼肺胃病也。脾主四肢，脾病故四肢懈惰。土败则金衰，故发咳。脾病则胃亦病，故呕汁。地气不升，天气不降，干金之令不行，故上为大塞也。安贞汤主之。”（《医醇賸义·痹》）其自制安贞汤，和中理气泻肺。

（8）肾痹

肾痹的主要症状，为骨萎弱不能行走，腰背弯曲，不能伸直，或关节肿胀，强直不能屈曲等。费伯雄解释“肾痹者，善胀，尻以代踵，脊以代头”等症状，认为关节肿胀是因为肾阳不足，阴气凝结，导致的关节不利；骨萎弱不能行走，是因为足少阴肾经斜走足心，其经脉循内踝，别足跟，肾痹经脉受阻，导致足废而不能行；肾精不足，脊柱受损，所以腰背弯曲，不能伸直等。其曰："旧解谓肾为脾胃之关，肾痹则邪及脾胃，故腹善胀。尻以代踵者，足挛不能伸。脊以代头者，身偻不能直。此说近似而未畅。盖善胀者，乃肾中真阳不运，重阴凝结所致。尻以代踵者，缘少阴之脉斜走足心，出于然谷之下，循内踝之后，别入跟中，肾痹则两足废而不能行也。脊以代头者，乃精气耗散，天柱不振也。"（《医醇賸义·痹》）治疗上以补益肾阳肾精为主，"发肾中之阳，使重阴解散，精气来复，庶几首与足渐有起色。消阴来复汤主之"。用自拟消阴来复汤治疗。

（9）肠痹

肠痹多表现为渴饮而小便不通，中气喘急，偶有泄泻之表现。《素问·痹论》中说"肠痹者，数饮而出不得，中气喘争，时发飧泄。"对于肠痹，又有分为大肠痹和小肠痹者。如《辨证录·痹证门》描述大肠痹，论及"两足牵连作痛，腹又微溏，人不能寐，卧倒足缩而不能伸，伸则愈痛"；小肠痹"人有小便艰涩，道涩如淋，而下体生疼，时而升上有如疝气"。肠痹的病因，乃是风寒湿三气乘虚而人，外邪客于肠中，气机痹阻，受盛化物和传化失司所致，是以多饮而小便不利、气喘、大便飧泄，并伴有肢体关节疼痛不适为主要表现。《奇效良方·五痹门》："肠痹者，三气乘虚，客于大肠，其病数饮，中气喘急，时作飧泄，小便不通。"费伯雄认为其病在小肠，小肠的生理位置上通胃口，下接大肠；小肠受病，水湿运化失职，出现口渴而饮，小便不出；上犯肺胃，出现中气喘急；下犯大肠，出现大便溏泻。用自拟加味木通汤治疗。

（10）胞痹

胞痹，多表现为小腹胀满，疼痛拒按，小便艰涩不利，鼻流清涕等。《素问·痹论》："胞痹者，少腹膀胱按之内痛，若沃以汤，涩于小便，上为清涕。"《奇效良方·五痹门》："小肠膀胱，按之内痛而满，水道不化。"胞痹，多由脏腑失调，外邪侵袭，膀胱气化失司所致，是以小腹胀满，疼痛拒按，小便艰涩不利，鼻流清涕，并伴有肢体关节疼痛不适。费伯雄认为，“膀胱气闭，水液满而不出，故按之内痛。气有余则生火，内有热，故如汤之沃也。足太阳之脉，起于目内，上额交巅，其直者从巅入络脑。膀胱气闭，故小便下涩，清涕上流也。利济汤主之”（《医醇賸义·痹》）。因膀胱乃太阳寒水之腑，水停血蓄，发为胞痹，故治疗要行蓄血，去停水，方用自拟利济汤。

总之，费伯雄认为，风寒湿三痹，虽有风胜、寒胜、湿胜之别，但多起于营卫不通，因此在治疗行痹、痛痹、着痹之时，俱用姜、枣以调和营卫，而当归、川断、独活，亦为必不可少之要药，养血以通筋脉。费伯雄提到，除此三痹之外，又有脏腑之痹，即五脏痹和六腑痹，并附方以阐述。

痹病之发生，外责之于风寒湿热之邪，内责之于脏腑经络、气血营卫虚弱。风寒湿热之邪伤及肢节、经络、肌肉，是痹病发生的外在因素；正气有亏或先天不足，是痹病发生的内在因素。阳虚为本，痹阻为标，阳气内虚是形成痹证的根本原因。阳虚则风寒湿气乘虚而入，阻痹脉络，而产生顽麻、不仁、疼痛、肿胀等症状。而脉络痹阻、气血瘀滞，又可影响阳气的化生及运行，使痹证逐渐加重，缠绵难愈。因而，治疗痹证的关键，在于振奋和固护机体的阳气。温阳通络为治疗痹证的根本大法，对不同邪气导致的痹证，活用不同治法。对风胜的行痹，当宣痹通经祛风，但风药中病即止，以防风燥耗气燥血之过；寒胜的痛痹，当温经散寒，又应结合助阳之味，使阳气充足，则寒散血活滞通而诸症得愈；湿胜的着痹，宜渗湿通经，佐以健脾之味，使其脾旺能胜湿，气足无顽麻。风寒湿痹，日久不愈则正气愈虚。若复感于邪，则邪气内舍其合，可转成五脏六腑痹。

费伯雄在痹证一门，虽然立方不多，但药物的选取极有法度。费伯雄认为，痹证的关键因素在于气血不通，治疗上以流通气血为主，表里并治，气血同调，刚柔相济，动静结合，上下皆疗，标本兼顾，扶正不忘祛邪，祛邪不忘扶正。在其治痹十方之中，八方皆用当归，因当归气味俱浓，能行能补，为血中气药，能补血活血调气。只有桑朴汤和木通汤二方不用当归，是因为桑朴汤治肺痹，以经气不调为主，治疗以调气为先；木通汤治肠痹，以小肠气病为主，二痹其病不在血也。在其治痹的方剂中，有三方用到了沉香，即治肺痹的桑朴汤，治心痹的抑阴煎和治胞痹的利济汤。此三痹气机闭阻已重，皆出现中气喘急的表现，已非枳实、厚朴、木香、砂仁、郁金、小茴香、青皮、陈皮、香橼、苏子、杏仁之行气破气之力所能胜任，只有沉香降气纳气之力甚强。此药为“虚证之所大忌，即实证之大将也”。临床用药要慎辨之，方能理解费伯雄用药之精妙。

3. 方剂选录

三痹汤　出自《妇人大全良方·卷三》。益气活血，补肾散寒，祛风除湿。“治手足拘挛，风寒湿三痹”。人参、黄芪、当归、川芎、白芍、生地、杜仲、川断、防风、桂心、细辛、茯苓、秦艽、川膝、独活、甘草、枣、姜。方中用参芪四物汤益气活血，加防风、秦艽以胜风湿，桂心以胜寒，细辛、独活以通肾气。可通治三气袭虚而成痹证者。

黄芪桂枝五物汤　出自《金匮要略·血痹虚劳病脉证并治第六》。治痹在上。“血痹阴阳俱微，寸口关上微，尺中小紧，外证身体不仁，如风痹状，黄芪桂枝五物汤主之。”全方调养荣卫，祛风散邪；益气温经，和血通痹。黄芪（三两），桂枝（三两），白芍（三两），生姜（六两），大枣（十二枚），水煎，分温服。方中以黄芪甘温补气，补在表之卫气，桂枝散风寒，而温经通痹为君；芍药养血和营，而通血痹为臣；佐以生姜辛温，疏散风邪；使以大枣甘温，养血益气。

十味锉散　出自《医方类聚·卷二十》。治痛连筋骨，肩臂难支。治疗中风血弱臂痛，连筋及骨，举动艰难，湿痹周身疼痛。全方补心益血，养筋生力。附子（一钱），黄芪（二钱），当归（二钱），川芎（一钱），白芍（一钱五分），防风（一钱），白术（一钱），茯苓（二钱），肉桂（五分），熟地（四钱），枣（二枚），姜（三片）。此方用四物汤养血活血；玉屏风散益气止汗；茯苓益气健脾；肉桂、附子温肾助阳，祛寒止痛。方中用防风反佐黄芪，出其分肉腠理之风，以起到益气生血，散风通络，强健筋骨，祛风止寒之功。

薏苡仁汤 出自《奇效良方·卷二》。治痹在手足，麻木不能屈伸。治中风手足流注疼痛，麻痹不仁，难以屈伸。薏苡仁（四钱），当归（二钱），白芍（一钱五分），肉桂（五分），麻黄（五分），甘草（五分），苍术（一钱），枣（二枚），姜（三片）。

通痹散 出自《奇效良方·卷三十八》。治痹在身半以下，两足至脐冷如冰，不能自举者。乃风寒湿邪侵袭下焦所致。天麻、独活、当归、川芎、白术、藁本，各等分，研末，每用三钱酒调服。全方有祛风散寒，健脾化湿，活血通痹的作用。方中当归、川芎养血活血；白术健脾化湿；天麻、独活祛风散寒通痹。

人参丸 出自《太平圣惠方·卷四》。治痹在脉。人参（一两），麦冬（一两），茯神（一两），石脂（一两），龙齿（一两），远志（一两），菖蒲（一两），黄芪（一两），熟地（二两）。蜜为丸，如梧子大，每服三、五十丸。方中黄芪、人参、熟地益气养血；茯神养心安神；麦冬养阴；菖蒲、远志开窍宁神；龙齿、赤石脂镇静安神。

瓜蒌薤白汤 出自《金匮要略·胸痹心痛短气病脉证治》。治胸痹不得卧，心痛彻背。此方来源于《金匮要略》，有行气解郁，通阳散结，祛痰宽胸的功效，主治痰盛瘀阻胸痹证。证见胸中满痛彻背，背痛彻胸，不能安卧者，短气，或痰多粘而白。栝蒌实（一枚），薤白（三两），半夏（三两），白酒（四升），同煮取一升半，分温服。方中以瓜蒌实理气宽胸，涤痰散结，为君药；薤白温通滑利，通阳散结，行气止痛，为臣药。两药相配，一祛痰结，一通阳气，相辅相成，为治胸痹之要药。佐以半夏辛温燥湿化痰、降逆止呕；辛散温通之白酒，行气活血，增强薤白行气通阳之功。全方共奏通阳散结，行气祛痰之功。使胸中阳气宣通，痰浊消而气机畅，则胸痹喘息诸证自除。

肾沥汤 出自《圣济总录·卷五十三》。治胞痹，小腹急痛，小便赤涩。麦冬（一钱），五加皮（一钱），犀角（一钱），杜仲（二钱五分），桔梗（二钱五分），赤芍（二钱五分），木通（二钱五分），桑螵蛸（一两），加羊肾一枚，竹沥少许，同煎，分温服。方中羊肾补肾气，益精髓；五加皮、杜仲祛风湿，补肝肾，强筋骨；木通清心火，利小便；桑螵蛸补肾固精，缩尿止带；桔梗理气；赤芍凉血；竹沥清热化痰。全方共奏补肝肾，清心化痰，利小便的作用。

吴茱萸散 出自《圣济总录·卷二十》。治肠痹，腹痛气急，大便飧泄。有温中祛寒，健脾燥湿之功。吴茱萸（五钱），干姜（五钱），甘草（五钱），砂仁（一两），神曲（一两炒），肉蔻（五钱），白术（一两），厚朴（一两），陈皮（一两），高良姜（五钱），研末，每服一钱，食前米饮下。方中吴茱萸，既能温胃暖肝以祛寒，又善和胃降逆以止呕；干姜温中逐寒，回阳通脉；高良姜温胃散寒，消食止痛，与吴茱萸相配，温降之力甚强；砂仁、肉蔻温中散寒；厚朴、陈皮理气平胃；白术健脾益气；神曲健脾消食。温中与降逆并施，健脾以燥湿。

羚羊角散 出自《医统·卷十一》。治筋痹，肢节束痛。此方可平肝息风。羚羊角、薄荷、附子、独活、白芍、防风、川芎，各等分，姜（三片）。方中羚羊角平肝息风；附子温中回阳；白芍、川芎活血和血；防风、独活祛风除痹；薄荷清肝疏风。

（十七）劳伤

1. 病因病机

费伯雄对劳伤的论述颇为详细，五劳分为心劳、肺劳、肝劳、脾劳、肾劳，七伤分为喜伤、怒伤、忧伤、思伤、悲伤、恐伤、惊伤。认为劳是五脏积劳，伤是七情受伤。

在五劳病机方面，费伯雄认为，百忧感其心，万事劳其形，人身有限的气血，都被消磨殆尽。思虑太过则心劳，言语太多则肺劳，怒郁日久则肝劳，饥饱行役则脾劳，酒色无度则肾劳。年轻时气血尚盛，虽日日劳之，而殊不自知；迨至愈劳愈虚，胃中水谷之气，一日所生之精血，不足以供一日之用，于是营血渐耗，真气日亏，头眩耳鸣，心烦神倦，口燥咽干，食少气短，腰脚作痛，种种劳伤表现都出现了。甚者，咳嗽咽痛，吐血衄血，就到了难以治疗的地步了。秦越人谓虚劳则必有所损，其曰：虚而感寒，则损其阳。阳虚则阴盛，阳损是自上而下。一损损于肺，皮聚而毛落；二损损于心，血脉不能营养脏腑；三损损于胃，饮食不为肌肉。虚而感热，则损其阴。阴虚则阳盛，阴损是自下而上。一损损于肾，骨痿不能起于床；二损损于肝，筋缓不能自收持；三损损于脾，饮食不能消化。阳损自上而下，过于胃则不可治；阴损自下而上者，过于脾则不可治。因为人身之气血，全赖水谷之气以生之，其急急于脾胃之旨可见。即因劳致虚，因虚致损之故，亦昭然若发蒙矣。至其论治法，谓损其肺者益其气，损其心者调其营卫，损其脾者调其饮食，适其寒温，损其肝者缓其中，损其肾者益其精，语语精当，度尽金针，后人恪遵成法，可以不惑于歧途。

在七伤病机方面，《金匮要略》里分食伤、忧伤、饮食伤、房室伤、饥伤、劳伤、经络营卫气伤。此七伤皆是内伤，所以成虚劳之故。后世医者，有人将阴寒、阴痿、里急、精寒、精少、精清等列为七伤，这其实是专主肾脏而言，岂有五脏之劳，专归肾之一脏的道理。费伯雄认为，七伤是七情偏胜导致的，喜怒忧思悲恐惊，人人共有。若当喜而喜，当怒而怒，当忧而忧，是即喜怒哀乐发而皆中节，此天下之至和，就不会出现伤。如果事情尚未发生而过于期盼，或者既去而尚多留恋，则无时不在喜怒忧思之境中，则此心一直妄动不安，无有平静，想不受伤也很难！他认为七情之伤，虽分五脏，但都必归本于心。喜则伤心，此为本脏之病，过喜则阳气太浮，而百脉开解，故心脏受伤。至于怒伤肝，肝初不知怒，心知其当怒，而怒之太过，肝伤则心亦伤。忧伤肺，肺初不知忧，心知其可忧，而忧之太过，肺伤则心亦伤。思伤脾，脾初不知思，心与脾同思，而思之太过，脾伤则心亦伤。由此可知，悲、恐、惊，也都统之于心。因此治七伤，虽为肝脾肺肾之病，必兼心施治，才易获效。

2. 辨证论治

费伯雄治疗劳伤，重视精气神。费伯雄认为，劳伤内有“百忧感其心”，外因“万事劳其形”，为身心疾患；治疗当调理身形使神有所依，安神定志方能心身合一；并当顾护脾胃，“盖深知人身之气血，全赖水谷之气以生之，其急急于脾胃之旨可见”。同时，指出“治气血者，莫重于脾肾”。心藏神，脾胃为气血生化之源，肾藏精。费伯雄治疗劳伤还非常重视心脾肾，即是重视“精气神”之人身三宝。精、气、神三者关系密切，相互滋生，相互助长。精是人之生命起源，气是维持生命的动力，而生命的体现就在于神的活动。《灵枢·本藏》：“人之血气精神者，所以奉生而周于性命者也。”精充气足，气足神旺；精亏气少，气少神疲。可见虚损证候，不外乎精气神之不足；精气神之不足，当责之心脾肾。

总之，费伯雄在治疗劳伤时，认为救肾必本于阴血，救脾必本于阳气。其反对一些医者滥用四物汤或者大造丸阴寒滋腻败坏气血，自制了新定拯阴理劳汤和拯阳理劳汤治疗。另外，针对心劳、肺劳、肝劳、脾劳、肾劳，费伯雄分立宅中汤、益气补肺汤、加味扶桑饮、行健汤和来苏汤治疗。针对喜伤、怒伤、忧伤、思伤、悲伤、恐伤、惊伤七伤，分立建极汤、冲合汤、萱草忘忧汤、一志汤、加味参苏饮、补骨脂汤、大安汤治疗。

3. 方剂选录

桂枝龙骨牡蛎汤 出自《金匮要略·血痹虚劳病脉证并治》。治失精，亡血，目眩，发落，女子梦交。桂枝（五分），白芍（一钱五分），甘草（五分），龙骨（二钱），牡蛎（四钱），枣（二枚），姜（三片），水煎服。

天雄散 出自《金匮要略·血痹虚劳病脉证并治》。治阳虚亡血失精。天雄（三两），白术（八两），桂枝（六两），龙骨（四两）。共为末，每服五分，日三服。

黄芪建中汤 出自《金匮要略·血痹虚劳病脉证并治》。治气血虚弱，四肢倦怠，气短懒言。桂枝（三两），黄芪（二两），白芍（六两），甘草（三两），姜（二两），大枣（十二枚），饴糖（一升）。水七升，煮三升，分服。

乐令建中汤 出自《太平惠民和剂局方·卷五》。治脏腑虚损，身体消瘦，潮热自汗，将成痨瘵。前胡（一两），细辛（五钱），黄芪（一两），人参（一两），桂心（五钱），橘皮（一两），当归（一两），白芍（一两），茯苓（一两），麦冬（一两），甘草（一两），半夏（七钱五分）。共研末，每服二钱。

十四味建中汤 出自《太平惠民和剂局方·卷五》。治营卫不调，积劳虚损，形体瘦弱，短气嗜卧。当归、白芍、白术、麦冬、甘草、苁蓉、人参、川芎、肉桂、附子、半夏、熟地、茯苓，各等分，每用三钱，姜三片，枣三枚，水煎服。

薯蓣丸 出自《金匮要略·血痹虚劳病脉证并治》。治虚劳不足，风气百病。薯蓣（三十分），当归（十分），桂枝（十分），地黄（十分），神曲（十分），豆卷（十分），甘草（二十八分），川芎（六分），麦冬（六分），白术（六分），白芍（六分），杏仁（六分），人参（七分），柴胡（五分），桔梗（五分），茯苓（五分），阿胶（七分），干姜（二分），白蔹（二分），防风（六分），大枣（百枚）。共研末，蜜为丸，如弹子大，空心酒服一丸。

酸枣仁汤 出自《金匮要略·血痹虚劳病脉证并治》。治虚劳虚烦，夜不得眠。枣仁（二升），甘草（一两），知母（二两），茯苓（二两），川芎（二两）。水六升，煮三升，分温服。

炙甘草汤 出自《金匮要略·血痹虚劳病脉证并治》。治诸虚劳不足，汗出而闷。甘草（四两），桂枝（三两），生姜（三两），麦冬（半升），麻仁（半升），人参（二两），阿胶（三两），大枣（三十枚），生地（一斤）。酒七升，水八升，煮取三升，分温服。

十全大补汤 出自《太平惠民和剂局方·卷五》。治男子妇人诸虚不足，五劳七伤，不进饮食，久病虚损，时发潮热，气攻骨脊，拘挛疼痛，夜梦遗精，面色痿夭，脚膝无力。人参、茯苓、白术、甘草、生地、当归、白芍、川芎、肉桂，各等分，共为末，每服五六钱，姜、枣煎服。

圣愈汤 出自《兰室秘藏·疮疡门》。治一切失血或血虚，烦热躁渴，睡卧不安，或疮疡脓血出多，五心烦热。熟地（三钱），生地（三钱），当归（二钱），人参（二钱），黄芪（二钱），川芎（一钱）。水煎服。

还少丹 出自《洪氏集验方》。大补心肾脾胃一切虚损，神志俱耗，筋力顿衰，腰脚沉重，肢体倦怠，小便混浊。山萸肉（一两），山药（一两），远志（一两），牛膝（一两），五味子（一两），茯苓（一两），巴戟天（一两），肉苁蓉（一两），熟地（二两），菖蒲（一两），茴香（一两），杜仲（一两），楮实子（一两），枸杞子（二两）。共研细末，炼蜜为丸如梧子大，每服三十丸。

人参养营汤 出自《太平惠民和剂局方·卷五》。治脾肺俱虚，发热恶寒，肢体疲倦，食少作泻。白芍（一钱五分），人参（一钱），陈皮（一钱)，黄芪(二钱)，桂心(四分)，当归(二钱)，白术(一钱)，甘草(四分)，熟地(三钱)，五味(五分)，茯苓(二钱)，远志(五分)，大枣(二枚)，姜(三片)。

参术膏 出自《外科正宗·卷一》。治虚弱受风，诸药不应，元气日伤，虚症蜂起，用此药补其中气，诸症自愈。人参、白术等分，水煎稠，汤化服之。

人参散 出自《普济本事方·卷四》。治邪热客经络，痰嗽烦热，头目昏痛，盗汗倦怠，一切血热虚劳。黄芩(五钱)，人参(一两)，白术(一两)，茯苓(一两)，赤芍(一两)，半夏(一两)，柴胡(一两)，甘草(一两)，当归(一两)，葛根(一两)。共研末，每服三钱，姜三片、枣三枚，同煎。

保真汤 出自《证治准绳·类方·卷一》。治虚劳骨蒸。当归(五分)，生地(五分)，熟地(五分)，黄芪(五分)，人参(五分)，白术(五分)，茯苓(五分)，甘草(五分)，天冬(一钱)，麦冬(一钱)，白芍(一钱)，黄柏(一钱)，知母(一钱)，五味(一钱)，柴胡(一钱)，地骨皮(一钱)，陈皮(一钱)，莲子(一钱)，姜(三片)，枣(二枚)。水煎服。

三才封髓丹 出自《医学发明·卷七》。治诸虚发热，心肾不交，遗精梦泄。天冬(一两)，熟地(一两)，人参(一两)，黄柏(三两)，砂仁(一两)，甘草(七钱)。研末，面糊丸如桐子大，每服五十丸。

天真丸 出自《御药院方·卷六》。治一切亡血过多，形体消瘦，饮食不进，肠胃滑泄，津液枯竭。精羊肉(七斤去筋膜脂皮)，肉苁蓉(十两)，当归(十二两)，山药(十两)，天冬(一斤)。以上四味为末，安羊肉内，用陈酒四瓶，煨令酒尽，加水二升，煨候肉糜烂，再入地黄末五两、人参末二两、白术末二两，糯米饭为丸，如梧子大，每早晚各服一百丸。

补阴丸 出自《丹溪心法·卷三》。治阴虚发热，脚膝无力。黄柏(八两），知母（三两），熟地（三两），龟板（四两），当归（一两五钱），白芍（二两），牛膝（二两），陈皮（二两），锁阳（一两五钱），虎骨（一两酥炙）。共研末，酒煮羊肉，丸如桐子大，每服五六十丸。

大造丸 出自《景岳全书·古方八阵·卷五十七》。治虚损劳伤，咳嗽潮热。紫河车（一具），龟板（二两），黄柏（一两五钱），杜仲（一两五钱），牛膝（一两），天冬（一两），麦冬（一两），地黄（二两，茯苓、砂仁六钱，同煮去之），人参（一两）。研末，酒米糊丸，每服四钱，盐汤下。妇人去龟板，加当归。

人参固本丸 出自《医方类聚·卷一五》。治肺肾劳热。人参（二两），天冬（四两），麦冬（四两），生地（四两），熟地（四两）。蜜丸如桐子大，每服七十丸。

天王补心丹 出自《校注妇人良方·卷六》。治心血不足，形体虚弱，怔忡健忘，心口多汗，口舌生疮。生地（四两），人参（一两），丹参（一两），元参（一两），茯神（一两），桔梗（一两），远志（五钱），枣仁（一两），柏仁（一两），天冬（一两），麦冬（一两），当归（一两），五味子（五钱）。蜜丸如弹子大，朱砂为衣，灯心汤下一丸。

龟鹿二仙胶 出自《医便·卷一》。治虚弱少气，梦遗泄精，目视不明。鹿角（十斤），龟板（五斤），人参（一斤），枸杞（二斤）。桑柴火熬膏，每用三钱，温酒服。

六味地黄丸 出自《小儿药证直诀》。治五劳七伤，精血枯竭，自汗盗汗，头晕目眩，遗精失血，消渴淋浊，舌燥咽疼。地黄（八两），萸肉（四两），山药（四两），丹皮（三两），茯苓（三两），泽泻（三两）。蜜丸，盐汤下四五钱。

归脾汤 出自《正体类要·卷下》。治思虑太过，劳伤心脾，怔忡健忘，惊悸盗汗，发热体倦，食少不眠。人参（一钱五分），茯神（一钱五分），地黄（一钱五分），白术（一钱五分），枣仁（一钱五分），当归（一钱五分），远志（五分），木香（五分），甘草（五分），龙眼肉（十枚），姜（三片），枣（二枚），水煎服。

当归补血汤 出自《内外伤辨惑论·卷中》。治伤于劳役，肌热面赤，烦渴引饮，脉大而虚。黄芪（一两），当归（二钱），水煎服。

（十八）痿病

1. 病因病机

费伯雄认为，五脏致痿肺为首。痿者，萎也，指肢体枯萎痿弱，肌肉萎缩。痿病，是指手足或其他部位的肌肉痿软无力，筋脉弛缓，软弱无力，日久不用，引起肌肉萎缩或瘫痪的一种病证。肺热叶焦，则皮毛虚弱急薄，著则生痿躄也；心气热，则下脉厥而上，上则下脉虚，虚则生脉痿，枢折挈，胫纵而不任地也；肝气热，则胆泄口苦筋膜干，筋膜干则筋急而挛，发为筋痿；脾气热，则胃干而渴，肌肉不仁，发为肉痿；肾气热，则腰脊不举，骨枯而髓减，发为骨痿。

痿病发生的病因病机，多因湿热浸淫，围绕肺、脾、肝、肾四脏发病。《临证指南医案·痿》指出，痿病为“肝肾肺胃四经之病”。费伯雄在讨论痿病时，按照《内经》对痿病的认识，分为肝、心、脾、肺、肾五脏痿病论述。从痿病的病因病机到治法，有较为全面的描述。湿热浸淫，使营卫运行受阻，郁遏生热，久则气血运行不利，筋脉肌肉失却濡养而弛纵不收，成为痿病。肺热津伤，令“肺热叶焦”，津液不布，无以润泽五脏，五脏失濡，筋脉失养。遂致四肢筋脉失养，痿弱不用。

脾胃为后天之本，饮食不节，损伤脾胃，内生湿热，阻碍运化，导致脾不输运，筋脉肌肉失养；或素体脾胃虚弱，中气受损，受纳、运化、输布的功能失常，气血津液生化之源不足，无以濡养五脏，运行血气，以致筋骨失养，关节不利，肌肉瘦削，肢体痿弱不用，而发生痿病。《医宗必读·痿》:“阳明者胃也，主纳水谷，化精微以资养表里，故为五脏六腑之海，而下润宗筋……主束骨而利机关”;“阳明虚则血气少，不能润养宗筋，故弛纵；宗筋纵则带脉不能收引，故足痿不用”。

脾虚湿热不化，流注于下，久则亦能损伤肝肾，导致筋骨失养。《脾胃论·脾胃虚弱随时为病随病制方》:“夫痿者，湿热乘肾肝也，当急去之，不然则下焦元气竭尽而成软瘫。”也可因肺燥、脾虚、湿热久羁而致肝肾亏损，髓枯筋痿。由于真脏亏损，病多沉重深痼。《儒门事亲·指风痹痿厥近世差玄说》:“痿之为状……由肾水不能胜心火……肾主两足，故骨髓衰竭，由使内太过而致然。”《景岳全书·痿证》强调“非尽为火证……而败伤元气者亦有之”，并强调精血亏虚致痿，“元气败伤，则精虚不能灌溉，血虚不能营养者，亦不少。”

痿病虽涉及肝肾肺脾四脏，脏腑之间又常常互相传变。诸痿皆起于肺。谓肺气空虚，金不伐木，肝火郁结，大筋短缩，小筋弛长，故成痿症，这属于筋痿。至于脉痿、肉痿、骨痿，其病机就不一定是因为金不伐火、金不伐土、金不伐水了。经言治痿独取阳明，便可知肺胃相关，诸痿起于肺，治痿重阳明之故。盖胃为水谷之腑，一身之精神气血，从此而生。其糟粕则下归小肠；其精华则上输于肺，肺受精气，然后泽及诸脏。兹以所求不得，躁急热中，肺受熏蒸，叶焦成痿，不能散精于他脏，故痿起于肺。其独取阳明者，因胃为五脏六腑之海，所以滋养一身，又主润宗筋，宗筋主束骨而利关节。如肺热叶焦，津失敷布，久则五脏失濡，内热互起；肾水下亏，水不制火，则火烁肺金，导致肺热津伤；脾虚与湿热更是互为因果，湿热亦能下注于肾，伤及肾阴。

2. 辨证论治

费伯雄赞同痿病的治疗，遵从《内经》提出的“治痿者独取阳明”，益胃养阴，健脾益气。脾胃功能健旺，饮食得增，气血津液充足，脏腑功能转旺，筋脉得以濡养，痿病得复。去阳明之热邪，清阳明之热。首重阳明之外，分立五脏痿病而论治。《丹溪心法》提出“痿证断不可作风治，而用风药”。因治风之剂，皆发散风邪，开通腠理之药，若误用之，阴血愈燥，酿成坏病。并提出了“泻南方，补北方”的治法，又首创名方虎潜丸。吴师机提出“气血流通即是补”，以调理气机为法，盖气化改善，百脉皆通，其病可愈。

（1）肺痿

肺痿，是因肺经有热，耗散肺阴，而致肺气空虚而发为痿病。经曰：“肺热叶焦，则皮毛虚弱急薄，着则生痿也。”又曰：“所求不得，则发肺鸣，鸣则肺热叶焦。”表现为开始发热，或热退后突然肢体软弱无力。肺主气，司呼吸，乃宗气之所在。肺气伤则元气薄弱而不能下行，导致足膝无力而不能任地，此肺痿即气痿。肺主皮毛，肺气衰则皮肤无以荣润，出现皮肤枯燥。此症全因肺阴耗散，肺气空虚所致，出现心烦口渴，咽干咳呛少痰等肺系症状。费伯雄自拟玉华煎润肺滋阴，濡养筋脉。玉竹（四钱），五味子（一钱），麦冬（三钱），沙参（四钱），党参（四钱），茯苓（二钱），白术（一钱），山药（三钱），川断（二钱），牛膝（二钱），元米（一撮煎汤代水）。方中党参、茯苓、白术、山药，益气补中；麦冬、沙参、玉竹，润肺养阴生津；五味子酸敛养阴；牛膝、川断引火下行，以降肺气。全方补中益胃，润肺滋阴，以复肢体之力。

（2）心痿

心痿亦称脉痿，由于心气热，气血走于上，而使下部血脉空虚；或因失血过多，经脉空虚，使肌肉麻痹，进而发生本病。《素问·痿论》：“心主身之血脉……心气热，则下脉厥而上，上则下脉虚，虚则生脉痿，枢折挈，胫纵而不任也。”或悲哀太甚，阳气内动，颇发尿血，脉失濡养所致。《素问·痿论》又云：“悲哀太甚，则胞络绝，胞络绝，则阳气内动，发则心下崩，数溲血也。故《本病》曰：大经空虚，发为肌痹，传为脉痿。”证见四肢关节如折，下肢肌肉萎缩无力，不能举动，足胫部软弱不能站立，膝踝关节不能提屈。治宜清心泻火，养血活血，用导赤各半汤，或六味丸合丹溪大补丸，或大生脉汤、铁粉丸、调营通脉汤等方。

《医醇賸义·痿》：“经曰：心气热则下脉厥而上，上则下脉虚，虚则生脉痿，枢折挈，胫纵而不任地也。百脉皆朝于心，心阳上亢，则在下之脉亦厥逆而上，上愈实则下愈虚，故为脉痿。关节之处，如枢纽之折而不可提挈。足胫纵缓，则脉不通而懈弛也。”费伯雄自拟调营通脉汤：天冬（二钱），生地（五钱），丹参（二钱），柏仁（二钱），党参（四钱），茯神（二钱），白术（一钱），黄连（四分酒炒），当归（二钱），川断（二钱），牛膝（二钱），红枣（十枚），桑枝（一尺）。方中以天王补心丹为基础，滋阴养血，补心安神。方中用生地，滋肾水以补阴，水盛则能制火，入血分以养血，血不燥则津自润；天冬有甘寒滋润以清虚火之效；丹参、当归用作补血、养血之助；党参、茯苓、白术、红枣益气宁心；柏子仁养心安神；黄连清心；牛膝引心火下行；川断、桑枝祛风湿，利关节，行水气。

（3）肝痿

肝痿，又称筋痿，是指口苦，筋急而痉挛，阴茎弛缓不收，滑精等。多由于肝气热，肝阴亏损；或过度耗损肾精，使筋和筋膜失去滋养而致。肝胆互为表里，肝气热则胆亦热，则胆失疏泄，胆汁内沸上犯，则出现口苦。血为肝火所劫，无以养筋，筋膜失养，则出现筋膜干。筋膜干，则筋急而痉挛，出现筋痿。费伯雄自拟水木华滋汤：生地（五钱），当归（二钱），白芍（一钱五分），丹皮（二钱），山栀（一钱五分），羚羊角（一钱五分），木瓜（一钱酒炒），党参（四钱），茯苓（二钱），白术（一钱），川断（二钱），牛膝（二钱），人乳（一杯），桑枝（一尺）。方中生地、当归、白芍、人乳，补养肝血，柔肝阴；丹皮、山栀、羚羊角，清肝热；木瓜舒筋活络柔筋；党参、茯苓、白术，健脾益中；川断、桑枝，祛风湿，利关节；牛膝引火下行归元，强壮肝肾筋骨。

（4）脾痿

脾痿，亦称肉痿。《医宗必读·痿》："脾痿者，肉痿也。"此乃肌肉萎弱、麻痹之证，痿症之一。《素问·痿》："脾主身之肌肉……脾气热，则胃干而渴，肌肉不仁，发为肉痿。"脾胃互为表里，皆属中土，而分燥湿，脾易湿而胃易燥。脾气热，湿土既热，则燥土更烈，故而致胃气干，出现口渴。脾胃热郁于内，则脾阴耗损，肌肉失养，或湿邪困脾，伤及肌肉，导致肉不仁而为痿，出现四肢不能举动等。其曰："有渐于湿，以水为事，若有所留，居处相湿，肌肉濡渍，痹而不仁，发为肉痿。"（《医醇賸义·痿》）费伯雄治以清热化湿，健脾和胃，用自拟坤顺汤：党参（四钱），茯苓（二钱），白术（一钱），甘草（四分），山药（三钱），花粉（三钱），石斛（三钱），料豆（三钱），川断（二钱），牛膝（二钱），红枣（五枚），莲子（十粒去心）。方中党参、茯苓、白术、甘草四君子，滋胃健脾，补阳益气；山药平补肺、脾、肾三脏；花粉、石斛，滋养胃阴，生津止渴；料豆、川断、牛膝，补益肝肾，祛风除湿，强壮筋骨以治痿；红枣健脾养血；莲子清心脾之热。

（5）肾痿

肾痿，又称骨痿。《医宗必读·痿》："肾痿者，骨痿也。"《素问·痿论》："肾气热，则腰脊不举，骨枯而髓减，发为骨痿。"肾热内盛，或邪热伤肾，阴精耗损，骨枯髓虚所致腰脊不举，骨枯而髓减，发为骨痿。证见腰脊酸软，不能伸举，下肢痿弱，不能行动，面色暗黑，牙齿干枯等。《素问·痿论》又云："有所远行劳倦，逢大热而渴，渴则阳气内伐，内伐则热舍于肾。肾者水脏也，今水不胜火，则骨枯而髓虚，故足不任身，发为骨痿。"腰者，乃肾之府；脊者，乃肾之所贯。肾伤则腰脊不举，远行劳倦则伤骨。远行劳倦伤及腰脊肾骨，又逢大热，或外感之热，或内蕴之热，阳气内伐而口渴，消阴耗髓则骨枯而痿。对于肾痿，费伯雄治以滋阴清热，补肾填精，用自拟滋阴补髓汤：生地（五钱），龟板（八钱），黄柏（一钱盐水炒），知母（一钱盐水炒），虎胫骨（一钱五分炙），当归（二钱），党参（四钱），枸杞（三钱），白术（一钱），金毛脊（一钱五分），茯苓（二钱），牛膝（二钱），川断（二钱），猪脊髓（一条同煎）。方中黄柏、知母、生地、龟板，滋阴补肾清热；虎胫骨、牛膝、川断、金毛脊，壮筋骨，利关节；当归养血柔肝荣筋；党参、白术、茯苓，健脾益气补中；猪脊髓，补精髓，益肾阴。

纵观费伯雄的治痿思想，也是沿承了《内经》“治痿独取阳明”的宗旨。《素问·痿论》:“帝曰：论言治痿者独取阳明何也，岐伯曰：阳明者，五脏六腑之海，主润宗筋，宗筋主束骨而利机关也。冲脉者，经脉之海也，主渗灌溪谷，与阳明合于宗筋，阴阳总宗筋之会，会于气街，而阳明为之长，皆属于带脉，而络于督脉，故阳明虚则宗筋纵，带脉不引，故足痿不用也。”费伯雄的治痿病处方中，皆用党参、茯苓、白术健脾益中，以益中土。中土脾胃得补，水谷精微输布于肢体，濡润宗筋，关节得利。

此外，费伯雄的治痿病处方中皆用川断、牛膝。痿病的主要表现，是四肢躯体的痿废不用，强壮肢体筋骨以恢复肢体机能，是治疗痿病的重要法则。川断、牛膝补肝肾，强筋骨，是恢复肢体状态的良药，这两味药性润，入血分，可调血脉，濡润筋骨，以达到康复肢体之效。

（十九）疟病

1. 病因病机

对于疟疾的病因，费伯雄力主伏邪为疟。费伯雄引用经典理论，论述疟的发生机理。《素问·疟论》指出疟皆生于风，蓄作有时。后世医家论疟者，多认为疟病皆起于少阳。因为少阳为半表半里之经，进而与阴争则寒，退而与阳争则热。此说有一定道理，但不尽然。疟发作有一日一作者，有间日一作者，有三日一作者，轻重悬殊，不能认为这几类疟都是少阳之病。况且疟进而与阴争，退而与阳争，谁进之而谁退之，也并非病之进退。当患者发冷，鼓颔战栗，是病情进展；不过，若患者发热，谵语神昏，也不能说这即是病情减退。其实，疟皆得之夏伤于暑热，因得秋气，汗出遇风，及得之以浴，水气舍于皮肤之间，邪气与卫气并居。亦即，暑热之气先入于内，后外受风寒，包裹热邪，即热邪在里，寒邪在外。等到发病之时，先发在外之寒邪，故先寒；次发在内之热邪，故后热。至得汗之后，风热渐解，故寒热俱平。所以疟病有寒有热，是因为邪循序而发，而不是邪进与阴争、退与阳争所致。其中，一日一作是因为邪在卫。卫气昼日行于阳，夜行于阴，内外相搏，所以日作。也就是说卫气行于人身，一日走行一周，邪气与卫气同行，故疟亦一日一作。隔日一作，是因为邪在营，邪藏于皮肤之内，肠胃之外，即营气所处之地。邪气在营分，那么当卫气独发，而邪气在内，不与之并行，更历一周，邪气才与卫气相遇，所以疟亦间日一作也。三日一作，是因为邪在腑，邪气与卫气客于六腑，有时相失，不能相得，故休数日乃作。可知人之一身，由卫而营，由营而腑，自表及里，自有一定次第。邪气在腑，已入第三层，故疟也是三日一作。

2. 辨证论治

治疗疟病，费伯雄认为，当先投辛温之品，以解其外寒，再进辛凉之品，清解内蕴之热。如果邪随汗出，病可豁然而愈。另外，根据疟在营或在腑，应按经投剂。释经辨证需要医者细细推敲。疟病属初发寒邪，方用自制辟寒散治疗；若属次发热邪，可用自制清暑散治疗；若寒热俱重，可用交加散治疗，但虚人禁用；对疟病隔日发作一次者，费伯雄自拟和营双解散治疗；三日一发作者，用返正汤治疗；若遇温疟，提出用清正散治疗；若遇瘴疟，用自拟玉露散治疗。

3. 其他方剂选录

白虎加桂枝汤 出自《金匮要略·疟病脉证治》。治疟身热不寒，骨节烦疼，渴而作呕。石膏（一斤），知母（六两），甘草（二两），粳米（二合），桂枝（三两）。每用五钱，水煎服。

蜀漆散 出自《金匮要略·疟病脉证治》。治疟之寒多热少者。蜀漆（烧去腥），云母（烧二日夜），龙骨，等分，研为末，未发前浆水服半钱。

牡蛎汤 出自《金匮要略·疟病脉证治》。治牝疟。牡蛎（四两），麻黄（四两），甘草（二两），蜀漆（二两）。水八升，先煮蜀漆、麻黄，去上沫，内诸药，煎取二升，分温服。

柴胡去半夏加瓜蒌根汤 出自《金匮要略·疟病脉证治》。治疟发渴者，亦治劳疟。柴胡（八两），人参（三两），黄芩（三两），甘草（三两），瓜蒌根（四两），大枣（十二枚），生姜（二两）。水一斗二升，煎六升，分温服。

柴胡桂姜汤 出自《金匮要略·疟病脉证治》。治疟寒多微热，或但寒不热。柴胡（八两），桂枝（三两），干姜（二两），黄芩（三两），花粉（四两），牡蛎（二两），甘草（二两）。水一斗二升，煎取六升，分温服。

鳖甲煎丸 出自《金匮要略·疟病脉证治》。治久疟结为瘕，名曰疟母。鳖甲（十二分），乌扇（三分），黄芩（三分），柴胡（六分），鼠妇（三分），干姜（三分），大黄（三分），白芍（五分），桂枝（三分），葶苈（三分），石苇（三分去毛），厚朴（三分），丹皮（五分），瞿麦（二分），紫葳（三分），半夏（二分），人参（一分），虻虫（五分），阿胶（三分炙），蜂房（四分炙），赤硝（十二分），蜣螂（六分），桃仁（二分）。共研末，先用灶下灰一斗，清酒一斛五升，浸灰，候酒尽一半，滤去灰，纳鳖甲于中，先煮极烂，取汁和药末为丸，如梧子大，空心服七丸，日三服。

桂枝黄芩汤 出自《保命集·卷中》。和法中兼解表热。柴胡（一两二钱），黄芩（四钱五分），人参（四钱五分），甘草（四钱五分），半夏（四钱），石膏（五钱），知母（五钱），桂枝（一钱），水煎，分温服。

人参柴胡引子 出自《儒门事亲》。和法中略施攻里。人参、柴胡、黄芩、甘草、大黄、当归、白芍，各等分。每用三钱，加生姜一片煎服。

柴朴汤 出自《证治准绳·类方·卷一》。治疟起于暑湿，兼有食滞者。柴胡（一钱），独活（一钱），前胡（一钱），黄芩（一钱），苍术（一钱），厚朴（一钱），陈皮（一钱），半夏（一钱），茯苓（一钱），藿香（二钱），甘草（三分），姜（三片）。

祛疟散 出自《医门法律》。治疟表里之邪已透，而中气虚弱者。黄芪（一钱六分），人参（一钱），茯苓（二钱），白术（一钱），砂仁（一钱），草果（五分），陈皮（一钱），五味（五分），甘草（五分），乌梅（二枚），枣（二枚），姜（三片）。

二术柴胡汤 出自《明医杂著·卷二》。统治诸疟，视其表里寒热之轻重，酌量加减。白术（一钱），苍术（一钱），柴胡（一钱），葛根（二钱），广皮（一钱），甘草（五分），枣（二枚），姜（三片）。

小柴胡汤 出自《伤寒论·辨少阳病脉证并治》。治少阳疟，量病加减。柴胡（一钱），半夏（一钱），人参（一钱），甘草（五分），黄芩（一钱），枣（二枚），姜（三片）。

半夏散 出自《圣济总录·卷三十五》。治痰疟热多寒少，头痛作吐，面色带赤者。半夏（一分），藿香（一分），羌活（一分），川芎（一分），牵牛（半分）。研细末，每用三钱，食后白汤调下。

四兽饮 出自《三因极一病证方论·卷六》。治久疟脾胃虚弱，痰气不清。党参（三钱），茯苓（二钱），白术（一钱），甘草（五分），广皮（一钱），半夏（一钱），乌梅（二枚），草果（五分），枣（二枚），姜（三片）。

常山饮 出自《医方集解·除痰之剂第十五》。治疟久不已者，用此截之。常山（二钱酒炒），草果（一钱煨），槟榔（一钱），知母（一钱），贝母（一钱），乌梅（一个）。酒水各半煎，露一宿，日未出面东空心温服。

截疟七宝饮 出自《医方类聚·卷一二二》。治实疟久发不止。常山、草果、槟榔、青皮、厚朴、陈皮、甘草，各等分。酒水各半煎，露一宿，于当发之早，面东空心温服。

二十四味断疟饮 出自《医统·卷三十七》。治久疟。常山、草果、槟榔、知母、陈皮、青皮、川芎、枳壳、柴胡、黄芩、荆芥、白芷、人参、紫苏、苍术、白术、半夏、良姜、茯苓、桂枝、葛根、甘草、杏仁、乌梅，各等分，每用一两，姜三片，枣二枚，煎发日早服。

（二十）鼻衄

1. 病因病机

费伯雄通过长期的临证经验和体会，指出“鼻衄之症，其平日肺气未伤，只因一时肝火蕴结，骤犯肺穴，火性炎上，逼血横行，故血从鼻出，而不从口出”。认为鼻衄当从肝论治，反对在临床一遇到鼻衄，就用犀角地黄汤等凉血之剂。确立了鼻衄从肝论治的学术思想。

2. 辨证论治

在鼻衄的治疗上，提倡清肝火。费伯雄批评某些医家，“一遇鼻衄，即以犀角地黄汤治之，究竟百无一效”。明确指出“其弊在拘执古方，不明经络”，犀角地黄汤固为凉血止血之剂，因该方多心肾之药，不宜用于因肝火蕴结之鼻衄，“究竟百无一效”。费伯雄主张，师古而不泥古，讲究“辨症察经”。其究鼻衄之证，实与心肾无关，多与肝肺涉联，故言临证选方用药不明经络为害最烈。其“自制豢龙汤一方，专治鼻衄，无不应手而效”（《医醇賸义·鼻衄》）。豢龙汤，具有清泻肝火，凉血止血的功效，主要用以治疗肝火犯肺，迫血上行之鼻衄。方中清肝泻火之羚羊角，配凉血止血之丹皮，为主药；黑荆芥、薄荷炭、茜草根、茅根、藕节，皆止血之品，兼有凉血之功；石斛、南沙参、麦冬等养阴润肺之品，用以滋养被肝火灼伤之肺阴；牡蛎、夏枯草平肝息风，以消肝火。全方以清肝泻火和凉血止血之品为主，同时又注重固护肺阴，体现祛邪不伤正。

3. 方剂选录

豢龙汤 羚羊角（一钱五分），牡蛎（四钱），石斛（三钱），麦冬（一钱五分，青黛少许拌），南沙参（四钱），川贝（二钱去心研），夏枯草（一钱五分），丹皮（一钱五分），黑荆芥（一钱），薄荷炭（一钱），茜草根（二钱），牛膝（二钱），茅根（五钱），藕（五大片）。

（二十一）齿牙出血

1. 病因病机

费伯雄在《医醇賸义》中，论及阴虚阳亢导致的齿牙出血。《灵枢·决气》云："中焦受气，取汁变化而赤，谓之血。"费伯雄认为："此知血生于中焦，而主于心，故五脏各有守经之血，而六腑则无之。其散于脉内者，随冲任督三经，遍行经络。其散在脉外者，周流于肌腠毛皮之间。凡吐血、衄血，牙龈齿缝出血，皆散在经络之血，涌而上决者。"（《医醇賸义》）而当时有医家认为口吐鲜血，及牙龈齿缝出血者，谓之胃血，这种认识是十分错误的。费伯雄认为胃为外腑，司职出纳，为水谷蓄泄之要区，其中并无一丝一点之血。即牙宣出血一症，主要是因为胃火炽盛，肉不附骨，故血热而上涌。若其牙不宣而出血，是因为阴虚阳亢，龙雷之火冲激胃经所致。

2. 辨证论治

中医认为，齿为骨之余，肾主骨生髓。故又认为，齿为骨之标，因而有"肾虚齿豁，精固齿坚"之说。肾虚常表现为牙龈肿痛，牙齿松动，不敢咀嚼，进食困难等症状。费伯雄认为，齿牙出血，是肝肾不足，阴虚火旺，兼胃肠郁热阻滞，循经上犯而成。亦即，肾阴虚火旺是引起齿衄的重要病机。对于阴虚火旺所致齿衄，治以滋补肾阴，清泄胃热之法。费伯雄以自制苍玉潜龙汤治疗此证。该方具有养阴清热，凉血止血的功效，用于胃火炽盛之牙龈出血，注重滋阴，一以潜阳，二以降火，合凉血止血之品以治血热出血。血热上涌而牙龈出血，方用生地、丹皮、藕节、茅根，凉血止血；因胃火炽盛，肾水不足，无以敛阳，阴虚阳亢，用羚羊角、龟板、龙齿滋阴潜阳；胃火耗伤胃阴，故用石斛、沙参、白芍之养阴之品滋养阴液；天花粉清热生津，养胃阴以消胃火，合凉血止血之品以解血热出血之表现。

3. 方剂选录

苍玉潜龙汤 生地（四钱），龟板（六钱），石膏（三钱），龙齿（二钱），石斛（三钱），花粉（二钱），丹皮（一钱五分），羚羊角（一钱五分），沙参（四钱），白芍（一钱五分），藕（三两），茅根（五钱，与藕同煎汤代水）。

二、医案选录

（一）中风案

案例1

恙起，右半身不仁，大筋软缩，手指屈而不能伸直，脉两尺虚细，关脉左弦右滑。大生地、当归身、杭白芍、生白术、川独活、甜瓜子、化橘红、姜半夏、川断肉、汉防己、嫩桑枝、怀牛膝、虎胫骨、生姜、红枣。

——《费伯雄医案医话·卷十三·中风》

按语：费伯雄认为，本案风痰流窜经络所致，应立即用养血祛风，化痰涎，利关节之剂，即养血祛风汤加减治疗。方中生地黄、当归以养血；白芍养血祛风；续断、牛膝活血祛风；茯苓、白术健脾益气，“治风先治血，血行风自灭”。通过养血活血以息风，配以桂枝、生姜、独活、木香、秦艽、虎胫骨以行气祛风；桑枝清肝泄热。以上诸药合用，可祛风养血，疏通经脉，平肝息风祛瘀通络。

案例 2

操劳太过，四肢痛而不能屈伸，两腿尤其如是。大生地（四钱），当归身（二钱），酒白芍（一钱半），金毛狗脊（二钱），甜瓜子（三钱），化橘红（五分），制半夏（一钱），怀牛膝（二钱），酒独活（一钱），广木香（五分），川断肉（二钱），晚蚕砂（三钱），薏仁（一两），红枣（五枚）。

——《孟河费氏医案·卷三·中风》

按语：费伯雄认为，本案为过劳导致营分大亏，外风乘虚袭入内络，且积湿困脾所致。宜养血祛风，化痰通络，并论及此病短时间内不易治愈。方中生地黄清热凉血，养阴生津；白芍、当归、红枣益阴和营，养血祛风；橘红、半夏、木香、蚕砂、苡仁行气健脾，化痰通络；牛膝活血通络；川断、独活、狗脊、甜瓜子补益肝肾，通行血脉。诸药合用，共奏养血祛风、通经行气之效。

（二）痉病案

二十六岁，怀孕八月，猝然发厥，神昏不语，目闭口噤，柔痉不止，卧不着席，时时咬齿。一诊：川纹军（四钱，生磨汁），净芒硝（二钱），酒炒当归（三钱），姜炒川厚朴（一钱），炒枳实（一钱），大丹参片（五钱），盐水炒杜仲（一两），高丽参（四钱），陈仓米（一合）。

前方用服一剂。二诊来时，诉前方进后，胎幸好未动，诸症都减退。方用青蒿梗、佩兰梗、炙甘草、大丹参、当归身、香白薇、怀山药、真建曲、法半夏、广陈皮、南沙参、川杜仲、赤茯苓、乳荷梗、红枣、陈仓米。

——《孟河费氏医案·卷十五·妇科》

按语：该女将要生产之时，本不可用大承气汤。然不用承气汤，又无法挽救母亲性命。如果用承气汤，胎儿可能也会因此不安而下，如果不用就断无生还之理。势如骑虎，费伯雄不忍坐视，故耐心与病家解释病情，建议试用下法。并告知古人立大承气汤的用意，使其理解此中道理。前方用意在于涤热，而非荡实，故而胎安而邪亦净。服后见舌色微红，少津，此因暴病大伤，未能骤而恢复。胎幸好未动，诸症都减退。后方则用养心和中之法以调摄。

（三）脑漏案

案例 1

鼻如渊泉，时流清涕，涓涓而出。桑叶（三钱），枳壳（一钱），杭菊（三钱），川贝（二钱），蔓荆子（一钱五分），杏仁（三钱），当归（一钱五分），川芎（八分），桔梗（一钱），黑芝麻（一撮）。

——《医醇賸义·卷二·脑漏》

按语：本案为风邪伤于脑所致，费伯雄以自制桑菊愈风汤治疗。方中桑叶、菊花、杏仁、桔梗，疏风清热，辛以散风，凉以清肺。其中，桑叶可清透肺络之热，菊花可清散上焦风热。桔梗、杏仁，一升一降，宣肃肺气。蔓荆子微寒清热，辛能散风，轻浮上行，主散头面之邪，有祛风止痛之效。川贝入肺、胃经，润肺平喘。桔梗宣肺利咽。当归养血和血。川芎乃风中之润剂，具有活血行气，祛风止痛之功效，为治脑风头痛之要药。黑芝麻有补肝肾，滋五脏，益精血之功效，以滋养五脏，防祛风太过而生燥。

案例 2

鼻窍半通，时流黄水。羚羊角（一钱五分），桔梗（一钱），夏枯草（二钱），蝉衣（一钱五分），石决明（八钱），桑叶（二钱），丹皮（一钱五分），薄荷（一钱），元参（一钱），陈橄榄（二枚）。

——《医醇賸义·卷二·秋燥》

按语：本案为火邪伤于脑所致，费伯雄以自制清肝透顶汤治疗。方用清肝泻火之羚羊角清肝火，利头目为主药；夏枯草清肝明目，石决明平肝清热明目；蝉衣、桑叶、薄荷，皆可散风热；陈橄榄清肺利咽，入肝经以清肝经风热；丹皮、元参清热凉血，以除血分之热。

案例3

鼻窍不通，时流浊涕。当归（二钱），白芷（五分，酒蒸），川芎（一钱），辛夷（一钱，切），香附（二钱），天麻（六分），白术（一钱五分），红枣（五枚），羌活（一钱），姜（三片）。

——《医醇賸义·卷二·秋燥》

按语：本案为寒邪伤于脑所致，费伯雄以自拟通阳圣化汤治疗。方用当归养血和血以利血脉；川芎活血通脉，祛风止痛为治头痛之要药；方中配以辛温散寒利头目的白芷、辛夷祛风散寒止痛；天麻息风定痛，为治头痛眩晕之常用之品；香附乃辛温之品，理气解郁止痛；羌活祛风胜湿止痛，白术健脾祛湿，以散寒湿；红枣、生姜相配以和营卫，缓急止痛。

（四）头痛案

案例1

头痛多突然发作，疼痛剧烈，痛无休止。伴有鼻塞，流清涕。

香附（二钱），白芷（六分），当归（一钱五分），川芎（八分），防风（一钱），桑叶（一钱），菊花（二钱），蝉衣（一钱），蔓荆子（一钱五分），桔梗（一钱），黑芝麻（三钱）。

——《医醇賸义·卷四·诸痛》

按语：此为外风头痛，费伯雄以自制香芷汤治疗。方中主要以祛风止痛，清利头目的药物为主，又兼以养血。以白芷、防风、桔梗升清阳而去风邪，加香附助桔梗理气的作用。以蝉衣、蔓荆子、桑叶、菊花清利头目，蔓荆子乃太阳经头痛之引经药，以解太阳头痛。加用血分之药川芎、当归、黑芝麻以养血。其中，川芎本血分中风药，治风寒头痛是其特长，且川芎也为太阳经头痛之引经药，一药之用而得三所，是为妙用。桑叶、黑芝麻相配，乃桑麻丸之古方，具有滋养肝肾，祛风明目的作用，本用于肝肾不足，头晕眼花，视物不清，迎风流泪。本方用二药配伍，主要取其用风药而不忘养血的原则。

案例 2

因与他人吵架，出现头痛如劈，筋脉掣起，痛连目珠。羚羊角（二两），龟板（八钱），生地（六钱），白芍（一钱），丹皮（一钱五分），柴胡（一钱），薄荷（一钱），菊花（二钱），夏枯草（一钱五分），蝉衣（一钱），红枣（十枚），生石决明（八钱打碎）。

——《医醇賸义·卷四·诸痛》

按语：本案属肝火头痛，费伯雄以自制羚羊角汤治疗。方中重用平肝息风之品，以羚羊角、龟板、石决明，清肝火而潜风阳；夏枯草清肝火，配石决明等以平降肝阳；柴胡、薄荷、蝉衣、菊花等，皆为入肝经之疏风清热药，以发遏抑之火。以生地黄、白芍、丹皮养血凉血，既清血分之热，又养血以熄肝风。方中皆为清凉泻火之品，加一味红枣温药入血分，唯恐其血寒而凝，以反佐生地黄、白芍、丹皮之凉血药，是为制方之精巧。

案例 3

头痛隐隐数年，痛势绵绵，时痛时止，伴有视物模糊和眩晕，头痛而晕。生地（六钱），当归（二钱），白芍（一钱五分），川芎（一钱），枸杞（三钱），五味（五分），枣仁（一钱五分），柏仁（二钱），杭菊（二钱），桑叶（一钱），红枣（十枚），黑芝麻（三钱）。

——《医醇賸义·卷四·诸痛》

按语：本案属血虚头痛，费伯雄以自制养血胜风汤治疗。方中以川芎、当归、生地黄、白芍四物为君，补血活血，乃养血之基本方；桑叶、菊花清利头目；黑芝麻、枣仁、柏仁以养血；枸杞养肝滋肾，以充精血；五味子收敛固涩，益气生津以佐川芎、当归，而收耗散之气血；佐以红枣，以反佐生地黄、白芍以温血脉。此方理法双清，体现费伯雄处方之周全。

（五）秋燥案

案例 1

发热咳嗽，喘而咳血。天冬（一钱五分），麦冬（一钱五分），南沙参（三钱），北沙参（三钱），石斛（二钱），玉竹（三钱），贝母（二钱），茜根（二钱），杏仁（三钱），瓜蒌皮（三钱），茯苓（二钱），蛤粉（三钱），梨（三片），藕（五片）。

——《医醇賸义·卷二·秋燥》

按语：本案为肺受燥热所致，费伯雄以自制清金保肺汤治疗。肺受燥热，津液亏耗，方用培土生金，甘凉滋胃津。用二冬、二沙、玉竹、石斛润肺生津，是肺药亦是胃药。贝母、茜根、瓜蒌皮清肺热，杏仁降肺气止咳，蛤粉补肺气，梨、藕生津润肺。全方润能保肺，甘而不腻，不妨碍脾胃运化。

案例 2

咳而微喘，气郁不下。沙参（四钱），瓜蒌仁（四钱），桑白皮（二钱），苏子（二钱），杏仁（三钱），旋覆花（绢包，一钱），橘红（一钱），郁金（二钱），合欢花（二钱），鲜生姜皮（五分）。

——《医醇賸义·卷二·秋燥》

按语：本案为肺受燥凉所致，费伯雄以自制润肺降气汤治疗。肺受燥邪，津液少亏，且秋凉抑郁肺气之宣发，肺肃降功能失常，气逆而咳。选沙参润肺生津；桑白皮甘、寒，入肺经，泄肺平喘；瓜蒌仁、苏子、杏仁、旋覆花和橘红合用，可降肺气，化痰止咳平喘；郁金与合欢花解肺郁，郁解津回。全方重在解肺郁，则津自回转润肺，而肺气得降。

案例 3

渴而烦闷。松子仁（二钱），柏子仁（二钱），天冬（二钱），丹参（二钱），当归（二钱），犀角（五分），生地（五钱），人参（一钱），茯神（二钱），甘草（四分），藕汁（半杯冲服）。

——《医醇賸义·卷二·秋燥》

按语：本案为心受燥热所致，费伯雄以自制养心润燥汤治疗。此方重在渴而烦冤。心主生血，心受燥热，燥热耗伤阴血，心神失养，则不能生血。渴而烦冤者，心不得受邪，一受邪则像含冤而无处可诉，是形容心之痛苦，烦闷呼之欲出。以丹参、茯神、柏仁、当归、人参养心；以松仁、天冬、甘草、藕汁，润其燥，止其渴而缓其急。当归为心家要药，性虽温而质特润，又为血中气药，在天冬、犀角、生地黄、藕汁大剂凉润中，借以通心气而舒心神，则燥郁解而心生血可恢复正常。

案例 4

心烦而膈上喘满。人参（一钱），丹参（三钱），茯神（二钱），半夏（一钱），柏仁（二钱），当归（二钱），郁金（二钱），广皮（二钱），沉香（四分，人乳冲）。

——《医醇賸义·卷二·秋燥》

按语：此案为心受燥凉所致，费伯雄自制清燥解郁汤治疗。此案例与案例 3，同用丹参、茯神、柏仁、当归、人参，皆补血养心，润燥除烦之主药。心肺同居膈上，气血别有一小循环，关系特为密切。故心病而肺亦喘满，肺本恶凉，亦遭波及而肺气郁，故以沉香、郁金舒其气；郁必有痰，以广皮、半夏化其痰。沉香以人乳磨冲，不独润燥，且以护血。不用案例 2 中肺受燥凉之法者（只有郁金一味相同），因为彼主症重在咳，此症重在喘满。

案例5

血分枯槁，筋缩爪干。生地（三钱），熟地（三钱），人参（一钱），白芍（一钱），枣仁（一钱五分，炒研），秦艽（一钱），麦冬（一钱五分），木瓜（一钱），五味子（五分），当归（二钱），红枣（十枚），桑枝（一尺）。

——《医醇賸义·卷二·秋燥》

按语：本案为肝受燥热所致，费伯雄自制涵木养营汤治疗。此方以二地滋水涵木；以归、芍润燥养营；以枣仁合生脉，酸甘化阴，制丙火而收散失之气液；重用红枣以缓肝之急；又因肝主筋，故使用木瓜疏筋缓急，收胃气之散失；合秦艽、桑枝舒筋。

案例6

血涩不行，筋短胁痛。归身（二钱），白芍（一钱五分），红花（五分），木瓜（一钱），秦艽（一钱），丹参（二钱），牛膝（二钱），川断（二钱），独活（一钱），橘饼（四钱），红枣（十枚）。

——《医醇賸义·卷二·秋燥》

按语：本案为肝受燥凉所致，费伯雄以自制当归润燥汤治疗。归、芍、枣养营，秦艽、木瓜舒筋，用法与案例5之方意同。再加丹参、红花养血活血。筋缩必先见于足，故用中风证中之川断、独活、牛膝，而以橘饼调和肝胃。此方重在肝受燥凉而血行涩滞，故重用养营活血以畅通之。

案例7

常感疲惫，大便硬结，反不思食。人参（一钱），白芍（一钱），生地（六钱），白苏子（三钱），大麻仁（三钱），山药（三钱），石斛（三钱），料豆（三钱），红枣（十枚），当归（二钱）。

——《医醇賸义·卷二·秋燥》

按语：本案为脾燥所致，费伯雄以自制泽下汤治疗。参、枣、归、芍，为血分药，与涵木养营汤同。肝藏血，脾统血，故用药类似，取异病同治。生地黄与山药、料豆同用，有补脾及肾之意，所以命名泽下。石斛有咸味，亦能滋肾，因脾燥必吸肾阴。气血虚之便硬，反不思食，无攻泻之可进；麻仁、苏子油多润肠，不妨气血，最为稳着。

案例 8

淋浊尿痛，腰脚无力，久为下消。女贞子（四钱），生地（六钱），龟板（六钱），当归（二钱），茯苓（二钱），石斛（二钱），花粉（二钱），萆薢（二钱），牛膝（二钱），车前子（二钱），大淡菜（三枚）。

——《医醇賸义·卷二·秋燥》

按语：本案为肾受燥热所致，费伯雄以自制女贞汤治疗。女贞，为常绿乔木，纯阴至静，虫食其叶，能生白蜡，为止血圣药，而况于其子。臣以生地黄、龟板、石斛、花粉、淡菜滋补肾阴，咸寒有情，燥热化解无余。当归以去腥气，茯苓以顾脾胃，萆薢、牛膝、车前子可以治疗淋浊尿痛。

案例 9

腰痛足弱，溲便短涩。肉苁蓉（三钱，漂淡），枸杞（三钱），菟丝子（四钱），当归（二钱），杜仲（三钱），料豆（三钱），茯苓（二钱），牛膝（二钱），甘草（四分），红枣（十枚），姜（二片）。

——《医醇賸义·卷二·秋燥》

按语：本案为肾受燥凉所致，费伯雄以自制苁蓉汤治疗。苁蓉咸温，填精补血，属植物而又似乎动物。肾脏燥凉，髓枯血少，便闭，非鲜首乌、当归、麻仁、苏子、蜂蜜所能必通者，惟苁蓉之润，足以通之。枸杞、菟丝、杜仲、料豆，亦肾家要药；当归、牛膝，活血舒筋；甘草、茯苓、姜、枣，以顾脾胃。生姜兼能去凉，茯苓兼能通尿，当归、菟丝子、姜、枣，合用解苁蓉之腥浊之味，顾全心胃，制方缜密至极。当归、茯苓和牛膝三味药，上两方皆同用。

案例 10

口渴欲饮，消谷善饥，津液干枯。玉竹（三钱），石膏（四钱），花粉（二钱），石斛（三钱），生地（五钱），人参（一钱），麦冬（二钱），蛤粉（四钱），山药（三钱），茯苓（二钱），甘蔗汁（半杯冲服）。

——《医醇賸义·卷二·秋燥》

按语：本案为胃燥所致，费伯雄以自制玉石清胃汤治疗。此方清胃，以玉竹、石膏、蔗汁，救津液而解渴饮；以蔗汁之甘寒，代知母之苦寒；以人参、麦冬、山药、茯苓，顾脾胃之正气；以石斛、花粉、生地黄、蛤粉，助石、玉、蔗汁收全功。生地黄顾肾，地、冬同用，金水相生。蛤粉化燥痰。用玉竹、麦冬、石斛、茯苓、蛤粉，与肺受燥热清金保肺汤同。用人参、山药、生地黄、料豆，与脾受燥热泽下汤同。

案例 11

溲溺涩痛。天冬（一钱五分），麦冬（一钱五分），丹参（二钱），元参（一钱五分），阿胶（一钱五分，蛤蚧炒），丹皮（一钱五分），牛膝（一钱五分），泽泻（一钱五分），生地（五钱），琥珀（一钱），灯芯（三尺）。

——《医醇賸义·卷二·秋燥》

按语：本案为小肠受燥热所致，费伯雄以自制滋阴润燥汤治疗。小肠以火腑受燥气，劫阴耗血，病情甚急。二冬、胶、地，虽非小肠正药，而救阴补血，药力强。以琥珀、丹参、元参、丹皮、灯心、泽泻、牛膝，通溲溺，泻相火，导之使从膀胱大肠而下出，小肠之燥火得解。小肠火方，也可以用二冬、琥珀、丹参、生地黄、丹皮、灯芯，可以互参。

案例 12

胃脘痞塞，大便秘结。生地（三钱），熟地（三钱），当归（二钱），麻仁（三钱），蒌仁（四钱），郁李仁（二钱），石斛（三钱），枳壳（一钱，蜜水炒），青皮（一钱五分，蜜水炒），金橘饼（一枚）。

——《医醇賸义·卷二·秋燥》

按语：本案为大肠燥热所致，费伯雄自制清燥润肠汤治疗。此方以二地、三仁为主药，生津润燥，开结之力颇速；再加当归养血，石斛养胃，青皮、枳壳皆蜜水炒，协金橘饼流通肺胃之气。肺与大肠相表里，补其脏必兼疏其腑，泻其腑必兼顾其脏，此脏腑相连，不可分割之定理。

（六）内伤咳嗽案

案例1

患者初诊呛咳气逆，喉闷作梗，脉左弦右滑。一诊：南沙参、桑白皮、苦杏仁、甘菊花、麦门冬、制半夏、象贝母、杭白芍。二诊：来时呛咳症减，脉象渐平。南沙参、陈橘红、瓜蒌皮、川杜仲、全当归、云茯苓、牡蛎、川贝母、旋覆花、桑白皮、怀牛膝、冬白术、甜杏仁、莲子肉。

——《费伯雄医案医话·卷二十三·咳嗽》

按语：本案为肝风挟痰上升，阴分不足所致。因此，治宜清泄上焦。用沙参、麦冬、桑白皮润肺止咳；杏仁、半夏、贝母降气化痰；佐菊花质轻，专清上焦火热；再配合芍药，加强养阴柔肝的功效。二诊时，患者脉象已趋于平稳，治疗守前清泄上焦之法而更进一筹。加橘红、瓜蒌皮、茯苓、白术、莲子，加强健脾燥湿化痰的功效；加牡蛎、旋覆花、牛膝降气化痰，引火下行；加当归，合芍药养血柔肝，使得全方清降而不燥。

案例2

咳而呕，呕甚而长虫出。橘红（一钱），枳壳（一钱），半夏（一钱五分），砂仁（一钱），茯苓（二钱），苏梗（一钱），白术（一钱），花椒子（二十四粒），苡仁（四钱），姜（三片）。

——《医醇賸义·卷三·咳嗽》

按语：本案属胃咳，费伯雄以自制加味二陈汤治疗。脾胃互为表里，故脾咳必传于胃。胃受邪则水谷不安，故发呕。长虫常处胃中，呕甚则胃气逆而不降，故长虫亦随气而出。用橘红、枳壳、半夏、砂仁理气化痰，苏梗、白术、苡仁、姜燥湿健脾，脾为生痰之源，胃为贮痰之器，加强脾胃功能以促降逆止咳。

案例 3

咳呕胆汁。桂枝（五分），半夏（一钱），栀子（一钱五分，姜汁炒），茯苓（二钱），苏子（一钱五分），蒺藜（三钱），桑皮（二钱），郁金（二钱），杏仁（三钱），姜（三片），橘红（一钱）。

——《医醇賸义·卷三·咳嗽》

按语：本案属胆咳，费伯雄以自制西清汤治疗。胆为清净之腑，肝邪中之，则胆不安，而汁内沸，故所呕皆苦水。用苏子、半夏、桑皮、杏仁降气止咳，栀子、蒺藜、郁金清胆府郁热，胆清而咳止。

案例 4

咳而遗矢。沙参（四钱），白术（一钱），苏子（一钱五分），苡仁（四钱），枳壳（一钱），橘红（一钱），前胡（一钱），贝母（二钱），桑叶（一钱），荷叶蒂（一枚），茯苓（二钱）。

——《医醇賸义·卷三·咳嗽》

按语：本案属大肠咳，费伯雄以自制回风养脏汤治疗。肺与大肠，属庚辛金。风阳外烁，肺热移于大肠，更兼风入空窍，宜其咳而遗矢。当培土化热，兼以息风。用苏子、前胡、桑叶降气止咳，沙参养阴润肺，橘红、枳壳理气化痰，白术、茯苓培土生金，合贝母化痰止咳。

案例 5

咳而失气，气与咳俱失。沙参（四钱），橘红（一钱），茯神（二钱），半夏（一钱），远志（五分，甘草水炒），白术（一钱），归身（二钱），砂仁（一钱），麦冬（二钱），姜（三片），贝母（二钱）。

按语：本案属小肠咳，费伯雄以自制洁宫汤治疗。小肠下口接大肠之上口，小肠化则大肠通，小肠咳则气达于大肠，故下焦之浊气不时宣泄。用沙参、麦冬、当归养阴润肺，橘红、贝母、砂仁理气化痰，白术、茯神、远志、生姜健脾燥湿以化痰。

案例 6

咳而遗尿。茯苓（三钱），橘红（一钱），菟丝（四钱），半夏（一钱），杜仲（三钱），白术（一钱），破故纸（一钱五分），杏仁（三钱），当归（二钱），核桃肉（二枚，过口），贝母（二钱）。

——《医醇賸义·卷三·咳嗽》

按语：本案属膀胱咳，费伯雄以自制加味茯菟汤治疗。膀胱为津液之腑，故咳则气不能禁而遗溺。用菟丝子、核桃肉、杜仲、破故纸补肾而益膀胱，半夏、橘红、贝母燥湿化痰，白术、茯苓健脾燥湿，培土生金，化痰止咳。

案例 7

咳而腹满，不欲饮食。当归（二钱），厚朴（一钱），茯苓（二钱），青皮（一钱），白术（一钱），桑皮（二钱），苡仁（四钱），砂仁（一钱），枳壳（一钱），苏子（一钱五分），橘红（一钱），姜（三片），半夏（一钱），厚朴（一钱）。

——《医醇賸义·卷三·咳嗽》

按语：本案属三焦咳，费伯雄以自制通理汤治疗。此皆聚于胃，关于肺，使人多涕唾，并见面浮肿气逆，久咳则三焦俱病。聚于胃者，胃为五脏六腑之本也。关于肺者，咳必动肺，面浮气逆，皆肺病。

（七）胃痛案

案例 1

乡村农民，夏秋两季，劳动口渴，多饮冷水，心腹作痛，诸药不效。

肉桂（五分），丁香（一钱），澄茄（一钱五分），磁石（三钱）。

——《医醇賸义·卷四·诸痛》

按语：本案属胃寒作痛，费伯雄以自制桂丁定痛散治疗。方中以肉桂、丁香、澄茄三味温中散寒之品以温胃气，散寒邪，又用磁石以维持温中之效，徐徐温里，缓缓药效。又用人乳加烧红枣服之，温养受寒之胃，以复胃气。

案例 2

胸腹作痛，为时已久，用寻常药都没有效果，费伯雄就用古方椒梅丸加味治疗。当归身（二钱），杭白芍（一钱），真安桂（四分），荜澄茄（一钱），瓦楞子（三钱），小青皮（一钱），玄胡索（二钱），广木香（五分），春砂仁（一钱），乌药片（一钱），新会皮（一钱），刺蒺藜（三钱），焦乌梅（一粒），花椒目（二十四粒）。

——《费伯雄医案医话·卷三十二·脘腹痛》

按语：以上两个案例，都是胃寒疼痛。因外感寒邪，或过服寒凉，导致寒凉伤中，寒邪内客于胃，胃气不和，收引作痛。案例 1，用桂丁定痛散治疗，以温中散寒为主，而兼顾血分，以去寒邪，复胃气。案例 2，用椒梅丸加味治疗，以温中散寒，理气活血。

（八）消渴案

案例 1

咽燥烦渴，引饮不休。天冬（一钱五分），蛤粉（四钱），麦冬（一钱五分），贝母（二钱），南沙参（四钱），茯苓（三钱），北沙参（三钱），广皮（一钱），胡黄连（五分），半夏（一钱五分），石斛（三钱），梨汁（半杯冲服），玉竹（三钱）。

——《医醇賸义·卷三·三消》

按语：本案属上消，费伯雄以自制逢原饮治疗。上消者，肺病也。肺火炽盛阴液消亡，当于大队清润中，佐以渗湿化痰之品。盖火盛则痰燥，其消烁之力，皆痰为之助虐也，逢原饮主之。

案例 2

消骨善饥。鲜石斛（五钱），山药（三钱），石膏（四钱），茯苓（三钱），天花粉（三钱），广皮（一钱），南沙参（四钱），半夏（一钱五分），麦冬（二钱），甘蔗（三两煎汤代水），玉竹（四钱）。

——《医醇賸义·卷三·三消》

按语：本案为中消，费伯雄以自制祛烦养胃汤治疗。中消者，胃病也。胃为谷海，又属燥土，言常虚而不能满也。宜清阳明之热，润燥化痰，祛烦养胃汤主之。

案例 3

饮一溲二，小便浊淋，四肢枯瘦。元武板（八钱），料豆（三钱），生地（六钱），山药（三钱），天冬（二钱），茯苓（二钱），南沙参（四钱），泽泻（一钱五分，盐水炒），蛤粉（四钱），车前（二钱），女贞（二钱），藕（三两煎汤代水）。

——《医醇賸义·卷三·三消》

按语：本案属下消，费伯雄以自制乌龙汤治疗。下消者，肾病也。坎之为象，一阳居于二阴之中。肾阴久亏，孤阳无根据，不安其宅。急宜培养真阴，少参以清利，乌龙汤主之。

（九）下利案

案例 1

完谷不化之下痢感风，下利，身热，脉微弦。柴胡（一钱），薄荷（一钱），前胡（一钱），桔梗（一钱），枳壳（一钱），葛根（二钱），豆豉（三钱），广皮（一钱），茯苓（二钱），白术（一钱），姜皮（六分），荷叶（一角）。

——《医醇賸义·卷四·下利》

按语：本案属感风下利，费伯雄以自制回风外解汤治疗。柴胡、薄荷、前胡、桔梗、枳壳、葛根、豆豉，皆疏风解表之品，以散风邪。柴胡、薄荷等皆入肝经，以透邪外出，配以陈皮、茯苓、白术护脾胃以止利。姜皮既解表又和胃，荷叶以和胃调药。主症为下利，病位在胃肠，加健脾之品以止利；病因风邪外袭，加疏风药以驱邪外出。全方共奏疏散风邪，健脾止利之功效。

案例 2

感寒，腹痛，下利，手足冷，舌白，口不渴，脉沉细。炮姜（五分），小茴香（一钱），乌药（一钱），木香（五分），广皮（一钱），厚朴（一钱），当归（一钱五分），茯苓（二钱），白术（一钱），佛手干（五分）。

——《医醇賸义·卷四·下利》

按语：本案为感寒下利，费伯雄以自制温中化浊汤治疗。方中乌药行气疏肝，散寒止痛；木香、小茴香、陈皮、炮姜，行气散结，散寒除湿，处方仿天台乌药散之配伍，散寒以缓腹痛；配厚朴、佛手加强理气效果，茯苓、白术健脾止利，当归养血和血，缓急止痛。本病主症为下利，病位在胃肠，加健脾之品以止利；病因为寒邪外袭，加散寒药以驱邪，寒凝气滞导致腹痛，用散寒配理气之品以缓疼痛。全方共奏散寒理气止痛，健脾止利之功效。又云“甚者加附子”，以加大驱寒力度。

案例 3

感暑湿，烦渴，腹痛，下利赤白脓血，多粘稠如胶冻，味腥臭，肛门灼热，脉滑数。花粉（三钱），苡米（一两），藿香（一钱），薄荷（一钱），黄连（五分，酒炒），黄芩（一钱，酒炒），木香（五分），木通（一钱，酒炒），当归（一钱五分），赤苓（一钱，酒炒），荷叶（一角），绿豆（一撮）。

——《医醇賸义·卷四·下利》

按语：本案为感湿下利，费伯雄以自制粉米汤治疗。方中黄连、黄芩清热化湿；当归养血和营，缓急止痛；木香理气导滞；木通、花粉清热泻火解烦渴；赤茯苓、薏米健脾燥湿，化湿之力强；藿香、荷叶解表化湿；绿豆清热解毒，解暑。方名为粉米汤，是以天花粉和薏米用量最大，是为君药，化湿解暑。全方以清热化湿解暑为主，以驱暑湿之邪以止利。

案例 4

感受燥邪，腹痛，下利，色白，结滞如脓，或如凝脂，伴咽干口渴。金石斛（四钱），玉竹（三钱），蒌皮（三钱），黄芩（一钱，酒炒），当归（一钱五分），茯苓（二钱），山药（三钱），广皮（一钱），枳壳（一钱），苡仁（四钱），荷叶（一角），陈粳米（一撮，煎汤代水）。

——《医醇賸义·卷四·下利》

按语：本案属感受燥邪而下利，费伯雄以自制金玉保和汤治疗。方中石斛、玉竹滋阴润燥；瓜蒌皮生津止烦渴；黄芩清热泻火；当归养血和血生津；茯苓、山药健脾止利；陈皮、枳壳行气以布津液；薏苡仁、荷叶清热化邪湿以使水津得散；陈粳米在《本草纲目》中，记载其煎汤代水服，可调肠胃，利小便，止渴除热除烦。全方不止滋阴润燥，又用理气健脾等药物，布化津液而肺燥自除。

案例 5

火盛下利，昼夜不休，腹痛，口渴，时下利脓血呈鲜紫样，大便频频，伴腹痛口渴。黄连（六分），黄芩（一钱），大黄（四钱），银花（二钱），甘草（五分），花粉（二钱），木通（一钱），青皮（一钱），当归（一钱五分），赤芍（一钱），淡竹叶（二十张）。

——《医醇賸义·卷四·下利》

按语：本案属火盛下利，费伯雄以自制消炎化毒汤治疗。方中以黄连、黄芩、大黄，清热解毒化湿导滞；用当归、赤芍，活血和营，缓急止痛；

青皮行气导滞；淡竹叶、木通、花粉，清心火，止烦渴；加金银花，加强清热解毒的功效。全方理血药与理气药相配，体现“行血则便脓自愈，调气则后重自除”的治利思想。

案例 6

肝郁，腹痛，胁痛下利，食少，噫气，胁痛。蒺藜（四钱），郁金（二钱），乌药（一钱），白术（一钱），广皮（一钱），厚朴（一钱），木香（五分），青皮（一钱），茯苓（二钱），枳壳（一钱），橘饼（四钱），煨姜（三片）。

——《医醇賸义·卷四·下利》

按语：本案属肝郁下利，费伯雄以自制大顺汤治疗。方中蒺藜、郁金归肝经，可平肝行气解郁，以解胁肋胀痛；乌药、陈皮、厚朴、木香、青皮、枳壳，行气止痛；茯苓、白术、橘饼，健脾和胃，理气宽中；煨姜和中止呕。全方以行气开郁之品为主，加健脾和胃之品，以治肝气犯胃之证。

案例 7

肾气虚寒，腹痛下利，完谷不化，手足俱冷，伴身冷。干河车（二钱，切），破故纸（一钱五分，核桃肉拌炒），益智仁（一钱五分），制附片（八分），当归（一钱五分），茯苓（二钱），白术（一钱），小茴香（一钱），木香（六分），乌药（一钱），煨姜（三片）。

——《医醇賸义·卷四·下利》

按语：本案属肾虚下利，费伯雄以自制立命开阳汤治疗。方中干河车有补肾益精，益气养血之功；破故纸，即补骨脂，《本草经疏》记载补骨脂，能暖水脏，阴中生阳，为壮火益土之要药，以其能暖水脏，补火以生土，则肾中真阳之气得补而上升，则能腐熟水谷、蒸糟粕而化精微；益智仁可温肾，暖脾止泻；乌药、小茴香、附子、煨姜，温中散寒、理气止痛；配以茯苓、白术益气健脾；当归调血，木香行气。全方以温肾散寒，补肾益精之品为主，壮火益土以止泻。

案例 8

脾虚，下利，身重胸满，食少，神疲，呕恶，神疲，经脉不利，胸腹时痛。党参（四钱），制熟附（七分），茯苓（三钱），白术（一钱五分），当归（二钱），广皮（一钱），厚朴（一钱），枳壳（一钱），乌药（一钱），木香（五分），大枣（二枚），姜（三片）。

——《医醇賸义·卷四·下利》

按语：本案属脾虚下利，费伯雄以自制大中汤治疗。方中以四君益气健脾，又以厚朴、枳壳、木香、陈皮理气，以改善脾胃虚弱导致的气机失调；方用当归和血缓急止痛，姜枣健脾和胃调和诸药。全方重在气机的调理，益气又理气，以复脾胃气机升降，运化水谷之职。

案例 9

肺热移于大肠，下利白滞，伴口燥咽干，微咳。沙参（三钱），石斛（三钱），茯苓（三钱），白术（一钱五分），山药（三钱），料豆（三钱），当归（二钱），橘红（一钱），莲子（二十粒，打碎去心）。

——《医醇賸义·卷四·下利》

按语：本案属肺热下利，费伯雄以自制育金煎治疗。方中沙参、石斛，滋阴润肺，以滋肺津，清肺热；茯苓、白术、山药健脾益气，运化中府以止利；料豆、莲子清肺热；橘红利气化痰，以解痰热蕴肺导致的口燥咽干咳嗽等。全方以滋阴健脾药为主，以滋阴降火之法消除肺热。因病位在胃肠，故健脾益气以止利。

案例 10

心火下陷，下利脓血，烦躁不安，口渴引饮。生蒲黄（六分），熟蒲黄（六分），琥珀（一钱），丹参（三钱），茯神（二钱），当归（二钱），赤芍（一钱），黄连（六分），木香（五分），灯心（三尺）。

——《医醇賸义·卷四·下利》

按语：本案属心火所致下利，费伯雄以自制蒲虎汤治疗。生熟蒲黄、丹参、赤芍凉血止血，以止脓血痢；琥珀可活血、安神，故既可止脓血，又可除烦躁；灯心草清心降火；黄连清上焦之火热；木香行气调经导滞止利；茯神养心安神除烦躁；当归养血和血。全方以清心降火，凉血止血之品为主，清心火，和肠络，除脓血下利，配调气和血之品，旨在“行血则便脓自愈，调气则后重自除”。

（十）黄疸案

案例 1

面目发黄，口燥而渴，小溲赤涩，胃火炽盛，湿热熏蒸。葛根（二钱），萆薢（二钱），花粉（二钱），茯苓（二钱），山栀（一钱五分），泽泻（一钱五分），连翘（一钱五分），车前（二钱），木通（二钱），苡仁（一两，煎汤代水），茵陈（三钱）。

——《医醇賸义·卷三·黄瘅》

按语：本案属阳黄，费伯雄以自制导黄汤治疗。胃火炽盛，湿热熏蒸而致面目发黄，口燥而渴，小溲赤涩。方用导黄汤清热利胆，泻火导滞；葛根疏风清热；花粉养阴生津；山栀子、连翘清热泻火；木通引火下行；茵陈利胆退黄；萆薢、泽泻、车前子利尿同淋，使热从小便而走；茯苓、薏苡仁益气化湿，祛体内之湿邪。

案例 2

面目发黄，身冷不渴，小便微黄而利。茵陈（三钱），广皮（一钱），白术（二钱），半夏（一钱），附子（一钱），砂仁（一钱），茯苓（二钱），苡仁（八钱），当归（二钱），姜皮（八分）。

——《医醇賸义·卷三·黄瘅》

按语：本案属阴黄，费伯雄以自制茵陈术附汤治疗。阴黄身冷，脉沉细，身如熏黄，小便自利。方用茵陈术附汤温中理气，化湿退黄。茵陈利胆退黄为主药，白术、茯苓健脾益气，附子温中，当归和营，广皮、砂仁温中理气，半夏燥湿，薏苡仁化湿，姜皮除水。

案例 3

脾胃不和，食谷则眩，谷气不消，胃中浊气下流，小便不通，湿热入于膀胱，身体尽黄。当归（二钱），山栀（一钱五分），茯苓（二钱），茵陈（三钱），白术（一钱），萆薢（二钱），广皮（一钱），车前（二钱），厚朴（一钱），生谷芽（二钱，煎汤代水），木香（五分），熟谷芽（二钱，煎汤代水），砂仁（一钱），生苡仁（五钱，煎汤代水），茅术（一钱），熟苡仁（五钱，煎汤代水）。

——《医醇賸义·卷三·黄瘅》

按语：本案属谷瘅，费伯雄以自制和中茵陈汤治疗。脾胃不和，水谷收纳腐熟失常，清阳不升则眩，浊阴不降则气下流，小便不通，湿热蕴积则发黄。方用和中茵陈汤，健脾益气，恢复脾胃之气机。通利小便，使体内之湿有通路可行。当归养血和营；茯苓、白术健脾益气；广皮、厚朴、木香、砂仁理气行水；茅术燥湿；山栀子清热泻火；茵陈利胆退黄；萆薢、车前子通利小便；生熟谷芽健脾消食；生熟薏苡仁健脾化湿。

案例 4

平日嗜饮，湿火熏蒸，面目发黄，黄甚则黑，心中嘈杂，虽食甘芳，如啖酸辣，小便赤涩。茵陈（三钱），广皮（一钱），玉竹（三钱），半夏（一钱），石斛（三钱），茯苓（二钱），花粉（二钱），萆薢（二钱），葛根（二钱），苡仁（一两，煎汤代水），山栀（一钱五分）。

——《医醇賸义·卷三·黄瘅》

按语：本案属酒瘅，费伯雄以自制茵陈玉露饮治疗。酒食生湿，湿邪蕴内，发为酒瘅。方用茵陈玉露饮健脾化湿。茵陈利胆退黄为治瘅之要药；玉竹、石斛、花粉清热养阴生津；葛根疏风清热；山栀子清热泻火；广皮、半夏、茯苓燥湿化痰；萆薢通利小便；薏苡仁化湿。

案例5

女劳瘅者，膀胱急，小腹满，身尽黄，额上黑，足下热，大便黑而时溏。桃仁（二钱），丹参（二钱），红花（五分），茵陈（三钱），牛膝（二钱），泽泻（一钱五分），延胡索（一钱），车前（二钱），归尾（一钱五分），降香（五分），赤芍（一钱），血余灰（一撮）。

——《医醇賸义·卷三·黄瘅》

按语：本案属女劳瘅，费伯雄以自制桃花化浊汤治疗。此因血瘀不行，积于膀胱少腹，故张仲景用硝石矾石散，峻攻其瘀，自极精当。但今人之体质，远不逮古人，若复峻攻，更伤元气。拟通利下焦兼去瘀之法，桃花化浊汤主之。

（十一）火证案

案例1

微喘而咳，烦渴欲饮，鼻端微红，肌肤作痒。玉竹（四钱），蒌皮（三钱），桑皮（三钱），沙参（四钱），麦冬（二钱），黄芩（一钱），贝母（二钱），杏仁（三钱），苡仁（四钱），梨汁（半杯冲服）。

——《医醇賸义·卷二·火》

按语：本案为肺火所致，费伯雄以自制润燥泻肺汤治疗。此方用玉竹、沙参、麦冬、贝母、蒌皮、杏仁，同于清金保肺汤。而梨直用汁，因火之烈尤甚于燥。金本畏火，李东垣治肺热如火，烦燥引饮而昼甚者，用一味黄芩汤，以泻肺金气分之火。再加瓜蒌、桑皮、苡仁，而肺家之实火可以下行而出。

案例2

烦躁，面红目赤，口燥唇裂，衄血。黄连（五分），犀角（五分），蒲黄（一钱），天冬（二钱），丹参（二钱），元参（一钱五分），连翘（二钱），茯苓（二钱），甘草（五分），淡竹叶（二十张），灯芯（三尺）。

——《医醇賸义・卷二・火》

按语：本案为心有实火所致，费伯雄以自制加味泻心汤治疗。此方以黄连清气分之火；以犀角解血分之热；丹参、元参、天冬、甘草以清养心脏；连翘、蒲黄、竹叶、灯心以佐连、犀；再以茯苓佐甘草之甘淡，所以顾脾胃也。泻心家实火，而不忘脾胃，所谓毋使过之，伤其正也。

案例 3

舌绛无津，烦躁不寐。天冬（一钱五分），麦冬（一钱五分），生地（五钱），人参（一钱），丹参（二钱），龟板（五钱），当归（一钱五分），茯神（二钱），柏仁（二钱），枣仁（一钱五分），远志（五分），甘草（四分），淡竹叶（二十张）。

——《医醇賸义・卷二・火》

按语：本案为心有虚火所致，费伯雄以自制加味养心汤治疗。同一心火，同一烦躁，前证为实火，此为阴血虚。用天王补心丹方去桔梗、元参、茯苓、五味，而加龟板、茯神、甘草、竹叶，不独心肝脾可资挹注，主血三脏俱已顾到，即与血同类之肺肾阴分，亦未放过。此方与主治心受燥热的养心润燥汤大半相同，所不同者，彼用犀角，此用龟板；彼只用天冬，此兼用麦冬；彼兼用松仁，此只用柏仁；彼用藕汁，此用竹叶；更加枣仁、远志，异中有同，同中有异。初学制方选药，必须于异同中求之。治心方如此，其他诸方，亦何莫不然。

案例 4

胁痛耳聋，口苦筋痿，阴痛，或淋浊溺血。丹皮（二钱），山栀（一钱五分），赤芍（一钱），龙胆草（一钱），夏枯草（一钱五分），当归（一钱五分），生地（四钱），柴胡（一钱），木通（一钱），车前子（二钱），灯芯（三尺）。

——《医醇賸义·卷二·火》

按语：本案为肝胆火盛所致，费伯雄以自制加味丹栀汤治疗。此条见证，与本门后附见龙胆泻肝汤相仿佛，而去黄芩、泽泻、甘草，加丹皮、山栀、赤芍、夏枯草、灯心，同样能去肝胆实火。方虽小异，效力则大致相同。二方皆用当归、生地黄补血凉血，以肝乃藏血之脏，泻其腑必须顾其脏，且以舒其筋。

案例5

口燥唇干，烦渴易饥，热在肌肉。防风（一钱），葛根（二钱），石膏（四钱），石斛（三钱），山栀（一钱五分），茯苓（三钱），甘草（四分），荷叶（一角），粳米（一撮，煎汤代水）。

——《医醇賸义·卷二·火》

按语：本案为脾有伏火所致，费伯雄以自制加味泻黄散治疗。本方用泻黄散去藿香而加葛根、石斛、茯苓、荷叶、粳米；从白虎汤法，去知母而添升阳散火意，清中有发，发中有清，阳升火散，而无抑遏之患。此条当与费伯雄先生《医方论》对泻黄散的注释对比观之，更易明白。

案例6

口燥咽干，面红目赤，耳流脓血，不闻人声。磁石（四钱），生地（四钱），白术（一钱），白芍（一钱），人参（一钱），元参（二钱），牡蛎（四钱），甘草（五分），猪肾（二枚，煎汤代水）。

——《医醇賸义·卷二·火》

按语：本案为肾中阳火所致，费伯雄以自制加味肾热汤治疗。生地黄、元参、白芍、猪肾，养阴益肾，显而易见；加磁石以镇之，牡蛎以潜之，二味肾家药，亦显而易见；用人参、白术、甘草等中州药者，龙火上腾，必是脾胃砥柱失守所致，中州有砥柱，龙火必无由而上腾。

案例 7

腰膝酸软，头晕耳鸣。龙齿（二钱），龟板（二钱），生地（五钱），龙骨（二钱），知母（一钱），黄柏（一钱），人参（一钱），元参（二钱），蛤粉（四钱），肉桂（四分），鲍鱼（一两，切片，煎汤代水）。

——《医醇賸义·卷二·火》

按语：本案为肾中阴火所致，费伯雄以自制潜龙汤治疗。阳火可泻，阴火不可泻，况龙性难驯，逆而折之，反肆冲激。故朱丹溪滋肾丸，于滋阴药中加肉桂一味，导龙归海，从治之法，最为精当。本方更推展其意，制潜龙汤。方中黄柏、知母、肉桂，取一阳居二阴之中，成为八卦之坎卦。不用肉桂，则龙不肯归海。既用肉桂，尚恐知、柏之力不足以驾驭，故加人参、元参、生地黄以佐之。再用龙骨涩而兼镇，龙齿但镇不涩；龟板、蛤粉、鲍鱼，则潜阳即所以潜龙。而一味肉桂，处于群阴之中，当亦驯服，而潜藏不显。

案例 8

烦渴引饮，牙龈腐烂，或牙宣出血，面赤发热。石膏（五钱），生地（五钱），石斛（三钱），麦冬（二钱），玉竹（四钱），葛根（二钱），桔梗（一钱），薄荷（一钱），白茅根（八钱），甘蔗汁（半杯，冲服）。

——《医醇賸义·卷二·火》

按语：本案为胃火所致，费伯雄以自制玉液煎治疗。此方与胃燥玉石清胃汤，同样用石膏、玉竹、生地黄、麦冬、石斛、蔗汁，而去人参、山药、茯苓者，火之烈更甚于燥也。花粉、蛤粉，未尝不能清化热痰，去之而加葛根、桔梗、薄荷、茅根者，胃火已及血分，宜升阳散火，兼清血分也。以此方与玉石清胃汤比，彼为清润，此为清散。观于玉、石二味之互为重轻，亦可识其用意之所在。

案例 9

溲溺淋浊，涩痛。琥珀（一钱），天冬（一钱五分），丹皮（二钱），生地（五钱），麦冬（一钱五分），木通（一钱），赤芍（一钱），丹参（二钱），甘草梢（五分），淡竹叶（十张），灯芯（三尺）。

——《医醇賸义·卷二·火》

按语：本案为小肠火所致，费伯雄以自制琥珀导赤汤治疗。此方用导赤散之生地黄、木通、草梢、竹叶，再加琥珀、天冬、麦冬、丹参、丹皮、赤芍、灯心，兼清心小肠之火，而照顾金水，使火气去而津液长。以琥珀为主者，不但能清心小肠之火与湿热，而并善解毒，为淋浊症圣药。

案例 10

大便硬秘，肛门肿痛。槐米（三钱），蒌仁（三钱），麦冬（一钱五分），枳壳（一钱，蜜水炒），天冬（一钱五分），苏子（三钱），玉竹（三钱），麻仁（三钱），杏仁（三钱），甘草（四分），金橘饼（一枚），白芝麻（三钱）。

——《医醇賸义·卷二·火》

按语：本案为大肠火所致，费伯雄以自制槐子汤治疗。槐米为大肠火重，大便见血之主药。再加火麻仁、白芝麻、蒌仁、杏仁、苏子，凡仁皆润，即通用之五仁丸。加金橘饼以顾胃，枳壳以宽肠，玉竹、甘草以顾脾胃，天、麦冬以保金水，与清小肠火之琥珀导赤散，有异曲同工之妙。

案例 11

面红目赤，口燥咽疼。天冬（一钱五分），麦冬（一钱五分），元参（二钱），茯苓（二钱），桔梗（一钱），柴胡（一钱），薄荷（一钱），蝉衣（一钱），桑叶（一钱），连翘（一钱五分），牛蒡子（三钱），蒌皮（二钱），竹叶（十张），黑芝麻（三钱）。

——《医醇賸义·卷二·火》

按语：本案为风火所致，费伯雄以自制消风散火汤治疗。桑叶、黑芝麻、柴胡、薄荷、牛蒡子、蝉衣、元参、连翘、桔梗、蒌皮、茯苓、竹叶轻扬解散，清而不遏；加天门冬、麦门冬，壮水即所以制火。三方皆用二冬，可以见其功力所在。

案例 12

渴饮舌白。茅术（一钱五分），白术（一钱五分），茯苓（二钱），苡仁（八钱），石斛（三钱），石膏（五钱），知母（一钱），猪苓（一钱），泽泻（一钱五分），荷叶（一角）。

——《医醇賸义·卷二·火》

按语：本案为湿火所致，费伯雄以自制胜湿清火汤治疗。方以二术、茯苓、苡仁、泽泻、猪苓胜湿，以石斛、石膏、知母清火。苍术白虎汤去甘草、粳米之甘润，加荷叶者，降药已多，起到升清者为反佐的作用。

案例 13

狂烦躁，语言错乱。丹参（二钱），麦冬（二钱），茯神（二钱），柏仁（二钱），贝母（二钱），化橘红（一钱），胆星（五分），僵蚕（一钱五分，炒），菊花（二钱），杏仁（三钱），淡竹沥（半杯），姜汁（一滴，冲服）。

——《医醇賸义·卷二·火》

按语：本案为痰火所致，费伯雄以自制清火涤痰汤治疗。费伯雄之孙费绳甫先生指出，火本无质，得痰则实，痰本湿生，得火则燥。由此观之，痰与火结，没有不扰其神明者。胆南星除痰之力，更大于半夏，以牛胆制之，则燥性杀而兼清肝胆之火矣。化橘红比普通之橘红力大，以产地适当。有礞石，再用竹沥、姜汁、杏、贝佐之，能开而且降，痰火有出路。用茯神、丹参、柏仁，顾其灵明之本。再以麦冬之生胃津，菊花之清肝风。以狂必由火而起，火必因风而动，风火息而灵明复，则扰动者得返其清静之常，真精心架构之方。

案例 14

发热错语，口燥咽干，阳狂烦躁。黄连（五分），黄芩（一钱），黄柏（一钱），连翘（一钱五分），丹皮（二钱），薄荷（一钱），赤芍（一钱），山栀子（一钱五分）。诸药同煎，水三钟，煎一钟，热服。

——《医醇賸义·卷二·火》

按语：本案为实火所致，费伯雄以自制加味三黄汤治疗。三黄为泻心、肺、肝、肾实火之方。加山栀名黄连解毒汤，见本门后第一张古方。再加薄荷、连翘散心肝，丹皮、赤芍凉血分，轻扬透发而不抑遏，以发热烦躁，火郁必须发之。此方见证阳狂烦躁，与痰火同，而有发热、口燥、咽干，明明是气分之火而不是痰火，从异点上着眼，故此方与痰火方无一味药相同。

案例 15

饥饱劳役，发热神疲，饮食减少。黄芪（二钱），人参（一钱），茯苓（二钱），白术（一钱），甘草（四分），当归（二钱），料豆（四钱），柴胡（一钱），薄荷（一钱），广陈皮（一钱），砂仁（一钱），苡仁（四钱），枣（二枚），姜（三片）。

——《医醇賸义·卷二·火》

按语：本案为虚火所致，费伯雄以自制和中养胃汤治疗。李东垣于此等证，用补中益气汤，以升、柴升举阳气，又为之补脾和胃。此正有得于《内经》虚者温其气之旨，故甘温能除大热，开治阳虚一大法门。无如世之学李东垣者，不辨阴阳虚实，虽阴虚发热及上实下虚者，动辄升、柴，祸不旋踵。此方即补中益气汤，去升麻加薄荷以代之，有逍遥散之意。再加茯苓以和脾，料豆以安肾，砂仁、苡仁以和中化湿，升中有降，不犯下焦，用李东垣意而不执其法，制方煞费苦心。

案例 16

毛发衰脱，肌肤枯槁，身热咽干。生地（三钱），当归（一钱五分），白芍（一钱），麦冬（一钱五分），熟地（三钱），五味子（五分），天冬（一钱五分），玉竹（四钱），山药（三钱），人乳（一大杯），藕汁（一大杯），水二钟煎服。

——《医醇賸义·卷二·火》

按语：本案为燥火所致，费伯雄以自制雪乳汤治疗。血不养气，气不化津，脏腑皆燥，土焦水涸，二地、二冬、玉竹、山药、当归、白芍，所以养血壮水者。而方名以雪乳，用人乳、藕汁，润至极，而更以五味之酸收以敛之，是合固本、生脉于一方，于肺燥肺火外，又别出手眼。

案例 17

心烦虑乱，身热而躁。合欢花（二钱），郁金（二钱），沉香（五分），当归（二钱），白芍（一钱），丹参（二钱），柏仁（二钱），山栀（一钱五分），柴胡（一钱），薄荷（一钱），茯神（二钱），红枣（五枚），橘饼（四钱）。

——《医醇賸义·卷二·火》

按语：本案为郁火所致，费伯雄以自制解郁合欢汤治疗。此方用柴胡、当归、白芍、薄荷等逍遥散中药物，去茯苓、白术、甘草、煨姜；而用合欢、郁金、沉香、山栀、橘饼，舒郁顺气，清火达木，即所以安胃；又用丹参、柏仁、茯神、红枣，则所以养心脾而缓肝急，使君火与相火俱安，而脾胃亦得大和。能辨识清楚郁火与肝胆之火的分别，才可以明白两方各有其合处。

案例 18

腰膝无力，身热心烦，强阳不痿。天冬（二钱），地黄（五钱），人参（二钱），龟板（八钱），女贞子（一钱），旱莲草（一钱），茯苓（二钱），丹皮（二钱），泽泻（一钱五分），黄柏（一钱），杜仲（二钱），牛膝（一钱五分），红枣（五枚）。

——《医醇賸义·卷二·火》

按语：本案为邪火所致，费伯雄以自制加味三才汤治疗。此方以三才合二至，加黄柏、丹皮、茯苓、泽泻，得知柏八味之半而强。红枣与参合用，而顾护脾胃；龟板、杜仲与牛膝合用，而潜虚阳，引虚火下行，以固其肾气，则水火可以既济，而邪火可望不动。

案例 19

痈疡初起，肿痛大热，烦渴引饮。黄连（五分），金银花（二钱），赤芍（一钱），丹皮（二钱），连翘（一钱五分），土贝（二钱），花粉（二钱），菊花（二钱），薄荷（一钱），甘草（五分），淡竹叶（二十张）。

——《医醇賸义·卷二·火》

按语：本案为毒火所致，费伯雄以自制黄金化毒汤治疗。方中黄连苦寒，清热燥湿，泻火解毒；金银花、连翘清热解毒，以消痈肿；赤芍、丹皮清热凉血，以除血分之热；土贝母散结，消肿，解毒；花粉清热生津解烦渴；菊花、薄荷皆清凉解表之品，可散热，清咽利喉；淡竹叶清心火，止烦渴。全方以清热解毒之品为主，除毒火，止烦渴。

（十二）关格案

案例 1

食入作吐。当归（二钱），蒺藜（四钱），白芍（一钱，五分酒炒），牛膝（二钱），青皮（一钱），玫瑰花（五分），茯苓（二钱），木香（五分），肉桂（五分），红枣（五枚），郁金（二钱），降香（五分），合欢花（二钱）。

——《医醇賸义·卷二·关格》

按语：本案为肝气犯胃所致，宜解郁和中，费伯雄以自制归桂化逆汤治疗。方以“归桂化逆”名，归、桂为主药无疑。以归、芍、红枣养其血，以合欢、郁金、玫瑰解其郁，以青皮、蒺藜、木香、降香利其气，又以茯苓、牛膝引之下达，治“格”亦顾及“关”。

案例 2

食入呕吐。人参（二钱），佩兰（一钱），半夏（三钱），苡仁（四钱），广皮（一钱），牛膝（二钱），茯苓（二钱），佛手（五分），当归（二钱），白檀香（五分），郁金（二钱），沉香（五分），砂仁（一钱），佩兰（一钱）。

——《医醇賸义·卷二·关格》

按语：本案为痰气上逆所致，费伯雄以自制人参半夏汤治疗。此方之所以治格，以人参、当归顾气血；以茯苓、苡仁、牛膝，引之下行；以半夏、陈皮利痰；以佩兰、郁金、砂仁、佛手、沉香、檀香通气。前法轻而此方较重，彼重用肉桂，此重用人参，意同而法自异。

案例 3

阻格饮食，甚则作呃。人参（二钱），白蒺藜（三钱），白芍（一钱），丹参（三钱），丹皮（二钱），生地（四钱），柏仁（二钱），赭石（三钱，研），潼蒺藜（三钱），合欢花（二钱），麦冬（二钱），竹沥（两大匙，冲服），赤芍（一钱），姜汁（二滴，冲服）。

——《医醇賸义·卷二·关格》

按语：本案为孤阳独发所致，费伯雄以自制和中大顺汤治疗。此方有人参、麦冬养胃家之气阴，益以生地黄、白芍配独发之孤阳；丹参、柏仁养心血，丹皮、赤芍清心肝，合欢开心，赭石镇逆，竹沥、姜汁豁痰，潼白蒺藜补肾疏肝。仍着重治格，而大利于开关。前方重用香药，此方则重用润药。

案例 4

饮入即吐。人参（二钱），牛膝（二钱），茯苓（二钱），广皮（一钱），山药（三钱），半夏（一钱五分），归身（二钱），砂仁（一钱），枸杞（三钱），青皮（一钱五分，蜜水炒），干苁蓉（三钱），沉香（五分，人乳磨冲）。

——《医醇賸义·卷二·关格》

按语：本案为阴阳失调所致关格。费伯雄以自制二气双调饮，通治关格。所谓二气者，阴阳也。所谓双调者，不偏阳不偏阴也。人参、茯苓、山药偏于阳，人乳、归身、枸杞、苁蓉偏于阴。用沉香、砂仁、陈皮、青皮以和之，通治关格，这是双调之法。

（十三）痰饮案

案例 1

肠间辘辘有声，胸中微痞，头目作眩。桂枝（八分），枳实（一钱），白术（一钱五分），泽泻（一钱五分），广皮（一钱），牛膝（一钱五分），半夏（一钱五分），车前（二钱），茯苓（三钱），姜（三片）。

——《医醇賸义·卷三·痰饮》

按语：本案为痰饮所致，费伯雄以自制桂术二陈汤治疗。此方以苓桂术甘汤、二陈汤去甘草，以桂枝开太阳，以白术健脾土，治痰饮之本也。去甘草者，欲其速，不欲其缓；欲其通，不欲其满也。姜所以佐桂，枳所以佐橘。车前、泽泻、牛膝所以导水气下行，不嫌其凉者，有姜、桂在焉。

案例 2

咳唾引痛。此为悬饮，用自制椒目瓜蒌汤。椒目（五十粒），半夏（一钱五分），瓜蒌头（五钱，切），茯苓（二钱），桑皮（二钱），苏子（一钱五分），葶苈子（二钱），蒺藜（三钱），橘红（一钱），姜（三片）。

——《医醇賸义·卷三·痰饮》

按语：本案属悬饮，此方仍是二陈汤去甘草，以椒目通水道，瓜蒌通谷道，葶苈、苏子、桑皮以泻肺，疾藜以疏肝。水饮下行，则肺肝和。

案例 3

四肢肿，身重无力。桂枝（八分），广皮（一钱），茯苓（三钱），半夏（一钱五分），白术（一钱），厚朴（一钱），茅术（一钱），砂仁（一钱），苡仁（八钱），姜（三片）。

——《医醇賸义·卷三·痰饮》

按语：本案属溢饮，费伯雄以自制桂苓神术汤治疗。此方合苓桂术甘汤、二陈汤、平胃散，去甘草加苡仁、砂仁，纯用温运胃脾，而水饮自化。

案例 4

咳逆倚息短气，其形如肿。桑皮（三钱），橘红（一钱），苏子（二钱），半夏（一钱五分），桂枝（八分），杏仁（三钱），茯苓（三钱），猪苓（一钱），泽泻（一钱五分），姜（三片），大腹皮（一钱五分）。

——《医醇賸义·卷三·痰饮》

按语：本案属支饮，费伯雄用自制桑苏桂苓汤治疗。此方以苓、桂、橘、半、生姜治饮之本，以桑皮、苏子、杏仁泻肺，以腹皮、泻泽、猪苓行水，属肺脾同治。

案例 5

心下痞满，作哕头眩。川芎（八分），广皮（一钱），当归（二钱），半夏（一钱五分），桂枝（八分），茯苓（三钱），厚朴（一钱），天麻（六分），枳实（一钱），菊花（二钱），姜（三片）。

——《医醇賸义·卷三·痰饮》

按语：本案属留饮，费伯雄以自制芎归桂朴汤治疗。芎、归肝家血药也，姜、桂开太阳也，枳、朴、橘、半、茯苓消痰湿也，天麻、菊花佐芎、归而上行也。诸方皆降，而此独升，独用血药，以肝为寒饮侵犯，而血行不畅也。

案例 6

痰满喘咳吐，发则寒热，背痛腰疼，其人振振身剧。桂枝（八分），厚朴（一钱），半夏（一钱五分），紫苏（一钱），茯苓（三钱），贝母（二钱），广皮（一钱），甘草（四分），白术（二钱），姜（三片），芥子

（一钱）。

——《医醇賸义·卷三·痰饮》

按语：本案为伏饮所致，费伯雄以自制桂枝半夏汤治疗。此方用苓桂术甘汤合二陈汤，再以芥子去皮里膜外之水，得姜、桂而温通之力更大；以紫苏佐姜、桂，以贝母佐半夏，以厚朴佐广皮。费伯雄认为，“治伏饮方，亦可以之治疟。盖无痰不成疟，见症发寒发热，振振身剧，岂不是痰饮伏而不出，有转疟之兆”。饮证六方，每方皆有二陈，五方皆有桂、姜，三方皆有白术，可见治饮用药之大法。

（十四）结胸案

案例 1

中脘痞满，四肢倦怠。炮姜（五分），茯苓（二钱），广皮（一钱），木香（五分），茅术（一钱），砂仁（一钱），厚朴（一钱），郁金（二钱），佩兰（一钱），佛手柑（五分），当归身（一钱五分）。

——《医醇賸义·卷三·结胸》

按语：本案为风热内郁所致，费伯雄以自制祛寒平胃散治疗。邪气结胸，胃阳不通，致中脘痞满，四肢倦怠。方用祛寒平胃散，驱胃寒，复胃阳。炮姜温中散寒；茯苓健脾益气；广皮、木香、砂仁、茅术、厚朴、郁金、佛手柑，皆理气之品，温胃阳，理胃气，用于恢复胃气之升降功能；佩兰和中化浊，《名医别录》称其能除胸中痰癖；当归身补血。

案例 2

胸脘烦闷，心神焦躁。黑山栀（二钱），苏梗（一钱五分），瓜蒌实（一个，切），豆豉（三钱），连翘（二钱），郁金（二钱），薄荷（一钱），淡竹叶（二十张），葛根（二钱），白茅根（五钱）。

——《医醇賸义·卷三·结胸》

按语：本案为风热内郁所致，费伯雄以自制栀子解郁汤治疗。风热内郁，胸脘烦闷，心神焦躁。方用栀子解郁汤，疏风散热，解郁除烦。苏梗理气宽中，豆豉清热除烦，瓜蒌实下气涤秽，郁金理气解郁除烦，连翘、薄荷疏风清热，淡竹叶清热除烦，葛根解表退热、生津止渴，白茅根和上下之阳，清脾胃伏热。

案例 3

痰随火升，壅于中脘。川贝（二钱），石决明（八钱），天竺黄（六分），杏仁（三钱），羚羊角（一钱五分），旋覆花（一钱，绢包），桑皮（二钱），淡竹沥（半杯冲服），瓜蒌仁（四钱），姜汁（二滴，冲服）。

——《医醇賸义·卷三·结胸》

按语：本案为燥痰结胸，费伯雄以自制竹沥涤痰汤治疗。痰随火升，上壅胸膈，发为哮证。方用竹沥涤痰汤清热化痰，开肺平喘。贝母、杏仁化痰止咳；石决明平肝息风，潜阳，除热明目；羚羊角平肝息风，清热化痰；天竺黄清热豁痰，凉心定惊；旋覆花消痰，下气；桑皮泻肺平喘；淡竹沥清热滑痰，镇惊利窍；瓜蒌仁清热化痰，宽胸散结，润肠通便；姜汁引药入内。

案例 4

窒滞中都。沉香（六分），苏子（二钱），橘红（一钱），半夏（一钱五分），茯苓（二钱），枳壳（一钱），厚朴（一钱），杏仁（三钱），郁金（二钱），苡仁（四钱炒），姜汁（二小匙，冲服）。

——《医醇賸义·卷三·结胸》

按语：本案为湿痰结胸，费伯雄以自制香苏二陈汤治疗。方中橘红、半夏、茯苓燥湿化痰，以除中都之湿邪；沉香、苏子降气化痰，以解中焦之气机郁滞；枳壳、厚朴、杏仁、郁金理气解郁；薏苡仁健脾化湿；姜汁引药达病所。

案例5

壮热，神昏谵语，胸满拒按，舌焦黑起刺，脉实有力。大黄（五钱，酒洗），枳实（一钱五分），芒硝（五钱），厚朴（一钱五分）。先将枳实、厚朴煎好，后入大黄，再后入芒硝，煎数沸。

——《医醇賸义·卷三·结胸》

按语：本案属大结胸，费伯雄以大承气汤治疗。实热与积滞互结，热邪盛于里，上扰心神，故见神昏谵语。热盛伤津，燥实内结，故见舌苔黄燥，甚或焦黑起刺，脉沉实。方用大承气汤急下实热燥结，以存阴救阴。大黄泻实热，涤肠胃；芒硝助大黄泻热，并软坚润燥；二药相须为用，峻下热结之力甚强。以厚朴、枳实行气散结，消痞除满。

案例6

发热，谵语，便硬，胸痞拒按，舌焦黄，脉实有力。大黄（五钱，酒洗），枳实（一钱五分），厚朴（一钱五分）。先将厚朴、枳实煎好，后入大黄，约百沸。

——《医醇賸义·卷三·结胸》

按语：本案属小结胸，费伯雄用小承气汤治疗。方用小承气汤轻下热结，除满消痞。方中大黄泻热通便，厚朴行气散满，枳实破气消痞。

案例7

结胸痞满，按之则痛，脉来浮滑。黄连（五分），半夏（一钱五分），蒌仁（五钱）。

——《医醇賸义·卷三·结胸》

按语：本案为痰气结胸轻证，费伯雄以小陷胸汤治疗。痰热互结，胸脘痞闷，按之则痛。方用小陷胸汤清热化痰，宽胸散结。方中黄连清热泻火，半夏化痰开结。二药合用，辛开苦降，善治痰热内阻。更以瓜蒌仁清热化痰，宽胸散结。三药共奏清热化痰，宽胸散结之功。

案例8

胸中大实，元气大亏。第一方：大黄、芒硝、枳实、厚朴。第二方：人参（三钱），五味（一钱五分），附子（二钱），菟丝子（八钱），干河车（四钱），大枣（三枚），当归（三钱），姜（三片）。

——《医醇賸义·卷三·结胸》

按语：本案为误下所致，费伯雄以大承气汤和保真汤治疗。不下则胀满而死，下之则元气随脱，所谓下亦死、不下亦死也。然于死中求活，须一方面攻下，同时保真如黄龙汤一法，人参、大黄并用，用意虽佳，然究竟互相牵制，补者不补，而攻者不攻；不若先服攻下之剂，俟药力已达病所，随后即服保纳元气之剂以收摄之。因自制承气保真汤，十中可救三四。承气汤先煎服，等到滞气将动，随服保真汤。

案例9

心下至少腹硬满，痛不可近，或潮热，或无大热，但头微汗出，脉沉。大黄（三钱），木通（三钱），瓜蒌实（一个），厚朴（一钱），青皮（一钱），枳实（一钱），瞿麦（二钱），车前子（二钱）。

——《医醇賸义·卷三·结胸》

按语：本案属水结胸，费伯雄以决壅顺流汤治疗。决壅顺流汤，不用峻烈逐水的甘遂，只留大黄荡涤实热。用木通、瓜蒌实、厚朴、青皮、枳实等理气之品，加强荡涤实热之效，使得气行则水自行。用瞿麦、车前子利水通淋，通利水道，使水气得泻，实满得缓。大陷胸汤过于峻猛，万不可轻投，费伯雄自制决壅顺流汤，颇能于平稳中取效。

案例10

心下痞满，而复恶寒汗出，脉沉。附子、大黄、黄连、黄芩。

——《医醇賸义·卷三·结胸》

按语：本案为阳虚于外，热结于胃所致。费伯雄以附子泻心汤治疗。

用附子泻心汤温经回阳，扶阳固表，泄热消痞。附子以补助水府之元阳，大黄、黄连、黄芩以泻上焦之热。

案例 11

痞满不痛，身寒而呕，饮食不下，肠鸣下利，舌苔腻而微黄。半夏、黄连、黄芩、甘草、人参、干姜、大枣。

——《医醇賸义·卷三·结胸》

按语：本案属寒热错杂之痞证，费伯雄以半夏泻心汤治疗。半夏泻心汤，可寒热平调，消痞散结。方中半夏、干姜辛温除寒，和胃止呕；黄连、黄芩，苦寒泄降除热，清肠燥湿；人参、大枣、甘草，补中益气养胃。

案例 12

下利完谷不化，腹中雷鸣，心下痞满，干呕心烦。甘草（倍用）、半夏、黄连、干姜、大枣。

——《医醇賸义·卷三·结胸》

按语：本案属寒热错杂之痞证，费伯雄以甘草泻心汤治疗。方中半夏、干姜，辛温除寒，和胃止呕；黄连苦寒，泄降除热，清肠燥湿；甘草、大枣补中益气养胃。

（十五）胀病案

案例

症见脐突筋青，背平腰满，腹大如鼓，病情很重。全当归、广木香、云茯苓、降香片、炮附子、佛手片、小厚朴、怀牛膝、新会皮、大丹参、车前子、细青皮、苡仁、冬瓜子、冬瓜皮、川通草。

——《费伯雄医案医话·卷三十七·肿胀》

按语：本案为脾湿所致，宜温运脾阳，和中化浊。方中当归、茯苓、附子，温阳健脾以扶中土；以厚朴、降香、陈皮、青皮、木香、佛手，理气化郁以抑肝木；用丹参养血柔筋；牛膝以达下；车前子、苡仁、冬瓜子、冬瓜皮、通草以助茯苓行水。

（十六）痹证案

案例 1

左腿酸痛，游走不定，恶风或恶寒。生地（三钱，切片，红花炒），熟地（三钱，切片，砂仁炒），白芍（一钱五分，酒炒），当归（二钱），枸杞（三钱），鹿筋（五钱，切片），木瓜（一钱，酒炒），川断（二钱），独活（一钱，酒炒），桂枝（五分），秦艽（一钱），甜瓜子（三钱，炒研），木香（五分），红枣（十枚），姜（三片），桑枝（一尺）。

——《医醇賸义·卷四·痹》

按语：本案属行痹，费伯雄以自制温经养营汤治疗。方中以鹿筋补肾壮筋骨，枸杞滋补肝肾为主药；以当归、白芍、生地黄、熟地滋养阴血；以桂枝、姜、枣调和营卫；以川断、独活、秦艽、桑枝、木瓜、甜瓜子搜风通络；加木香以调气。此方立方周密，顾全补血通络祛风。此外，提到在风去血活之后，再加人参、茯苓、白术等补气药，平调营卫。

案例 2

左腿痛剧，遇寒则痛甚，得热则痛缓，痛处不移。苁蓉（三钱），肉桂（五分），党参（四钱），茯苓（二钱），白术（一钱），当归（二钱，酒炒），白芍（一钱，酒炒），木香（五分），川断（二钱），独活（一钱，酒炒），角霜（四钱），蚕砂（三钱），红枣（十枚），姜（三片）。

——《医醇賸义·卷四·痹》

按语：本案属寒痹，费伯雄以自制龙火汤治疗。方中用角霜益肾助阳，苁蓉补肾壮阳，肉桂补元阳、暖脾胃、除积冷、通血脉，三药共同起到补益元阳的作用，是本方之主药。此外，人参、白术、茯苓补气，当归、白芍养血，起到调养气血的作用；川断补肝肾、续筋骨、调血脉，独活祛风胜湿、散寒止痛，蚕砂祛风湿、止痛，三药共同起到祛风寒湿的作用；姜、枣调和营卫，加木香以调气。全方着重在补益元阳，龙火足则寒无立足之地。

案例 3

右膝沉重酸胀、疼痛，重着而痛，手足笨重，活动不灵，肌肤麻木不仁。党参（四钱），附子（六分），当归（二钱），茯苓（三钱），白术（一钱），补骨脂（一钱五分），杜仲（二钱），川断（二钱），独活（一钱），牛膝（二钱），红枣（五枚），姜（三片），苡仁（一两，煎汤代水）。

——《医醇賸义·卷四·痹》

按语：本案属着痹，费伯雄自拟立极汤治疗。费伯雄认为，湿胜必先阳微，因此方中用附子补火助阳、散寒除湿，茅术燥湿健脾、祛风散寒，补骨脂补肾壮阳、补脾健胃，三药共同起到补益脾肾，散寒除湿的作用，是本方之主药；人参、茯苓、白术益气健脾，助主药回阳而扶土。此病虽在肌肉，亦不能置筋骨而不问，故用杜仲补肝肾、壮腰膝、强筋骨，续断补肝肾、续筋骨、调血脉，独活祛风胜湿、散寒止痛，薏苡仁健脾渗湿、除痹止泻，从补益肝肾、祛风胜湿和健脾除湿等方面以强健筋骨，补益肌肉。方中又加以当归养血和血，牛膝逐瘀通经，姜、枣利血脉而和营卫，扶阳气以胜湿。

案例 4

恶寒，发热，咳嗽，喘息，胸满，烦闷不安。桑皮（二钱），厚朴（一钱），橘红（一钱），半夏（一钱），茯苓（二钱），沉香（五分），苏子（一钱五分），杏仁（三钱），蒌皮（二钱），贝母（二钱），郁金（二钱），佛手（五分），姜（三片）。

——《医醇賸义·卷四·痹》

按语：本案属肺痹，费伯雄以自拟桑朴汤治疗。方中桑白皮泻肺平喘，厚朴温中益气、消痰下气为主药，共奏泻肺平胃的效用。方中用《金匮要略》半夏厚朴汤，全方行气散结，降逆化痰，将苏叶改为苏子。半夏厚朴汤原治咽喉自觉有异物吐之不出，咽之不下者，在这里主要是治疗烦满，喘而呕，因此用苏子降肺气。方中用橘红、瓜蒌皮、杏仁宣肺化痰，沉香、郁金、佛手和胃利气，贝母通治痰郁。其中，厚朴、杏仁治喘，厚朴治满，半夏治呕，虽为肺痹，但因有呕之胃象，故全方肺胃同治。

案例 5

气喘，咽干，常叹气，烦躁，容易惊恐。当归（二钱），琥珀（一钱），辰砂（五分），丹参（三钱），远志（五分，甘草水炒），沉香（五分），破故纸（一钱五分），益智仁（一钱），茯神（二钱），白术（一钱），枣（二枚），姜（三片）。

——《医醇賸义·卷四·痹》

按语：本案属心痹，费伯雄以自制通阳抑阴煎治疗。方中以辰砂重镇安神，琥珀镇静为主药；以茯神、远志养心安神；以丹参、当归补养心血；白术、姜、枣健脾而和营卫；破故纸、益智仁、沉香，温命门而通肾气。心脾之血相通，心肾之气相合。上方沉香同郁金则治肺，此方沉香同琥珀则治心气痹，泻之即所以安之也。

案例 6

头痛，夜睡多惊梦，渴饮，多尿，腹胀，腰痛胁痛，足冷。当归（二钱），白芍（一钱），羚羊角（一钱五分），龙齿（二钱），石决明（六钱），半夏曲（三钱），柴胡（一钱），葛根（二钱），茯神（二钱），白术（一钱），青皮（一钱），冬瓜子（三钱，煎汤代水）。

——《医醇賸义·卷四·痹》

按语：本案属肝痹，费伯雄自制三灵汤治疗。本方以羚羊角息风止痉、清肝明目、清热解毒，龙齿镇惊安神、清热除烦，石决明平肝潜阳，清肝明目为主药，三药均为动物制品，故名为三灵。当归、白芍是肝家之血药，柴胡、青皮是肝家之气药，共同起到养血疏肝的目的。肝非心不灵，肝病先实脾，故用茯神、白术健脾养心，以顾心脾。方中用葛根、半夏曲、冬瓜子理气和胃，达到胃和而肝不能犯，肝病除而脾胃安的目的。

案例 7

四肢倦怠，胸闷，咳嗽，呕吐清涎。党参（四钱），炮姜（六分），当归（二钱），半夏（一钱），茯苓（三钱），白术（一钱），厚朴（一钱），砂仁（一钱），桑皮（二钱），杏仁（三钱），苏子（一钱五分），陈香橼皮（六分）。

——《医醇賸义·卷四·痹》

按语：本案属脾痹，费伯雄以自制安贞汤治疗。方中用理中汤方，由党参、白术、干姜温阳健脾；四君子汤之党参、白术、茯苓理气健脾；加当归以活血补血；用桑皮、苏子、杏仁以泻肺；用厚朴、砂仁、香橼理气和胃。全方温中散寒以开肺气，理气和胃以解中塞。

案例 8

骨痿弱不能行走，腰背弯曲，不能伸直，左膝关节肿胀，强直不能屈曲。鹿茸（一钱），附子（八分），枸杞（三钱），菟丝（四钱），当归（二钱），破故纸（一钱五分），益智仁（一钱），小茴香（一钱），牛膝（二钱），木香（五分），独活（一钱，酒炒），金毛脊（二钱，去毛切片），枣（二枚），姜（三片）。

——《医醇賸义·卷四·痹》

按语：本案属肾痹，费伯雄以自制消阴来复汤治疗。方中鹿茸为有血有肉之品，血肉有情，善能补督脉，肾中之阳，命门也，督脉也，天柱骨督脉所主也。附子为补肾阳要药，枸杞、菟丝子能补八脉，破故纸温肾命，益智仁温脾肾，共同起到补益肾阳的效果。当归、姜、枣调和营卫，金毛脊补肝肾，强壮筋骨，以健脊足；小茴香、木香温中散寒，理气和胃；独活、牛膝以健两足。痹病为阴病，阴盛必伤阳气，温中救阳要温补温通，故用阳药为主。

案例 9

渴饮而小便不通，中气喘急，偶有泄泻。木通（二钱），橘红（一钱），半夏（一钱五分），赤苓（二钱），贝母（二钱），桑皮（二钱），杏仁（三钱），瞿麦（二钱），牛膝（二钱），车前（二钱），灯芯（三尺）。

——《医醇賸义·卷四·痹》

按语：本案属肠痹，费伯雄以自制加味木通汤治疗。本方以木通为主药，利尿通淋，清心除烦，以病在小肠也。心与小肠为表里，因此用木通清心而利小便；方用赤苓、车前、瞿麦、灯心、牛膝利尿通淋，使郁热从水道而去，以治口渴多饮且小便不通，分立湿邪，利小便而实大便；水逆犯肺，则出现气喘痰阻，用半夏、贝母、橘红、杏仁理气化痰，降气以平喘。

案例 10

小腹胀满，疼痛拒按，小便艰涩不利，鼻流清涕等。泽泻（一钱五分），沉香（五分），枳壳（一钱），青皮（一钱），赤苓（二钱），当归（二钱），赤芍（一钱），广皮（一钱），牛膝（二钱），车前（二钱），小蓟根（五钱）。

——《医醇賸义·卷四·痹》

按语：本案属胞痹，费伯雄以自制利济汤治疗。方中泽泻、赤苓、车前子，利水渗湿、泄热通淋，去停水以利小便；当归、赤芍、牛膝、小蓟，凉血活血，清热通淋，行蓄血以止腹痛；沉香、枳壳、青皮，利气以行血利水，气利则停水蓄血亦必随之而去。

（十七）劳伤案

案例 1

心烦神倦，口燥咽干。天冬（二钱），紫河车（二钱，切），人参（二钱），茯神（二钱），黄芪（二钱），当归（二钱），白芍（一钱），丹参（二钱），柏仁（二钱），远志（五分，甘草水炒），莲子（二十粒，去心）。

——《医醇賸义·卷二·劳伤》

按语：本案属心劳，费伯雄以自制宅中汤治疗。此方根据《难经》损其心者调其营卫的治疗原则，以人参、黄芪、茯神、远志补心气，卫即是气，气能生神；以丹参、柏仁、归、芍补心血，营即是血，血能养神，补气血不但是调营卫，亦且是安心神；莲子以安脾，心脾为母子；天冬以滋肾，心肾在既济；紫河车是生人造命之原，有补先天元气之奇功。

案例 2

身热气短，口燥咽干，咳嗽吐血。阿胶（二钱，蛤粉炒），五味子（五分），地骨皮（二钱），麦冬（二钱），人参（二钱），天冬（二钱），百合（三钱），贝母（二钱），茯苓（二钱），苡仁（四钱），糯米（一撮，煎汤代水）。

——《医醇賸义·卷二·劳伤》

按语：本案属肺劳，费伯雄以自制益气补肺汤治疗。此方根据《难经》损其肺者益其气的治疗原则，以人参、麦冬、五味之生脉；以阿胶、百合、天冬之补肺阴，因气即是水，水能化气；以糯米、茯苓和脾肺，以贝母、地骨、苡仁退虚热而止咳血，肺润则气治，而金水相生。

案例 3

身热胁痛，头眩耳鸣，筋节弛纵。熟地（五钱），当归（二钱），白芍（一钱五分），川芎（八分），木瓜（一钱，酒炒），枣仁（二钱，炒研），牡蛎（四钱，炒），茯苓（二钱），广皮（一钱），甘草（五分），金毛狗脊

（二钱，去毛切片），续断（二钱），嫩桑枝（二两，煎汤代水）。

——《医醇賸义·卷二·劳伤》

按语：本案属肝劳，费伯雄以自制加味扶桑饮治疗。此方根据《难经》损其肝者缓其中。肝为血脏，主筋者。以四物加枣仁补血；以牡蛎、木瓜、甘草，柔之敛之缓之；以续断、毛脊、桑枝舒筋节；以茯苓、陈皮和脾而调气，肝之不足在其血，肝之失调在其气。

案例 4

行役劳倦，饮食不调，四肢倦怠，食少身热。黄芪（二钱），人参（二钱），茯苓（二钱），白术（一钱），甘草（五分），当归（二钱），白芍（一钱，酒炒），青蒿梗（一钱五分），广皮（一钱），砂仁（一钱），料豆（三钱），木香（五分），大枣（二枚），姜（三片）。

——《医醇賸义·卷二·劳伤》

按语：本案属脾劳，费伯雄以自制行健汤治疗。用四君子汤加黄芪，四物汤去川芎、熟地，加料豆、蒿梗以佐归、芍，加香砂、陈皮以佐人参、黄芪、白术、茯苓、甘草、姜、枣，调其营卫，亦所以调其饮食，适其寒温。

案例 5

房室太过，身热腰疼，咽干口燥，咳嗽吐血。天冬（二钱），麦冬（二钱），生地（三钱），熟地（三钱），南沙参（三钱），北沙参（三钱），白芍（一钱），赤芍（一钱），沙苑（三钱），贝母（二钱），磁石（四钱），杜仲（三钱），茜草根（二钱），牛膝（二钱），杏仁（三钱），莲子（十粒，去心）。

——《医醇賸义·卷二·劳伤》

按语：本案为肾劳，费伯雄以自制来苏汤治疗。此方根据《难经》损其肾者益其精的治疗原则组成。精，水也，而畏火，火动则精不安其宅，而肾劳起矣。所以欲补其精，必须先制其火，所谓制其火，非知、柏苦寒泻火之谓，乃壮水以配火也。二地、二冬、南沙参、北沙参，所以壮水；二芍所以清心肝；杜仲、沙苑、磁石，所以补肾固精而纳气；贝母、杏仁所以宣心肺；茜草、牛膝所以使上行之血下降；而莲子则所以安静上下君相火邪而交心肾。水旺火平，水火既济，而未去之精可安，已去之精可再生。五劳补方，不用一味助火药，以劳字繁体字上部有二火字。

案例 6

皮寒骨蒸，食少痰多，咳嗽短气，倦怠焦烦。人参（一钱），甘草（五分），麦冬（二钱），五味子（三分），当归（二钱），白芍（一钱），生地（二钱），丹皮（二钱），苡仁（三钱），橘红（一钱），莲子（十粒）。

——《医醇賸义·卷二·劳伤》

按语：本案为脾肾阴虚所致，费伯雄以自制新定拯阴理劳汤治疗。方中生地黄、麦冬、白芍，养阴养血；人参、莲子，益气补气；五味子酸味敛阴；当归养血活血；丹皮活血凉血；橘红理气。

案例 7

倦怠懒言，行动喘急，表热自汗，心中烦躁，偏身作痛。人参（一钱），黄芪（二钱），白术（二钱），甘草（一钱），肉桂（七分），当归（一钱五分），五味子（四分），陈皮（一钱），生姜（二片），红枣（二枚）。

——《医醇賸义·卷二·劳伤》

按语：本案为脾肾阳虚所致，费伯雄以自制新定拯阳理劳汤治疗。人参、黄芪、白术、甘草益气补气，当归养血活血，五味子酸味敛阴，陈皮理气，肉桂补火。

案例 8

因过喜，心气大开，经脉弛纵。天冬（二钱），琥珀（一钱），辰砂（五分），五味（五分），枣仁（二钱，炒研），黄芪（二钱），人参（二钱），当归（二钱），白芍（一钱，五分酒炒），丹参（二钱），柏仁（二钱），红枣（十枚），姜（三片）。

——《医醇賸义·卷二·劳伤》

按语：本案为喜伤所致，费伯雄以自制建极汤治疗。此方与心劳同，用天冬、人参、当归、白芍、丹参、柏仁，而去河车、茯神、远志、莲子，加琥珀、辰砂、五味、枣仁、姜、枣。当以琥珀、辰砂、人参、丹参安镇心神为主，以黄芪、五味、枣仁、白芍固表敛汗为辅。以喜则神越而汗泄，有暴脱之可能也。大喜暴脱，服药不及，事所恒有；神凝则气聚，气聚即不担心脱证出现。以天冬滋水而降火，当归、柏仁养心血，姜、枣调营卫，使心气镇静，心血充沛。

案例 9

胁痛，心烦意躁，筋节不利，入夜不寐。白芍（一钱五分），酒炒枣仁（二钱，炒研），山萸肉（二钱），当归（二钱），人参（二钱），茯神（二钱），甘草（五分），沙苑蒺藜（三钱），红枣（五枚），橘饼（三钱）。

——《医醇賸义·卷二·劳伤》

按语：本案为怒伤所致，费伯雄以自制冲和汤治疗。郁怒伤肝，大都肝血必虚。此方以枣仁、白芍、萸肉敛肝体，以甘草、红枣缓肝用，以人参、茯神、枣仁安心，沙苑、萸肉益肾。肾能生肝，肝能生心，生我我生，一齐顾到。且沙苑、橘饼，补中有疏，血充气通，木可平而肝可舒。肝能藏魂，就不会出现不寐。

案例 10

忧愁太过，忽忽不乐，洒淅寒热，痰气不清。桂枝（五分），白芍（一钱五分），甘草（五分），郁金（二钱），合欢花（二钱），广皮（一钱），半夏（一钱），贝母（二钱），茯神（二钱），柏仁（二钱），金针菜（一两，煎汤代水）。

——《医醇賸义·卷二·劳伤》

按语：本案为忧伤所致，费伯雄以自制萱草忘忧汤治疗。此方根据《养生论》中合欢蠲忿、萱草忘忧的启示而作，再以茯神、柏仁养其心，贝母、郁金解其郁，桂枝、芍、草调营卫，橘、半利痰气，而诸证皆顾到。

案例 11

思虑太过，心烦意乱，食少神疲，四肢倦怠。人参（二钱），茯神（二钱），白术（一钱五分），甘草（五分），黄芪（二钱），益智（一钱五分），远志（五分），柏仁（二钱），广皮（一钱），木香（五分），大枣（二枚），姜（三片）。

——《医醇賸义·卷二·劳伤》

按语：本案为思伤所致，费伯雄以自制一志汤治疗。《素问·举痛论》云："思则心有所存，神有所归，正气留而不行，故气结。"本方见证，气分重于血分，故用归脾汤法，去当归、枣仁、龙眼，易以柏仁、益智、广皮，就是根据经文，不偏重心血少，而偏重于心气结。一经化裁，就另是一样精神，可为不执古方之法。

案例 12

心情愤郁不舒，咳嗽不爽。人参（二钱），苏子（二钱），沉香（五分），桑皮（三钱），蒌皮（三钱），橘红（一钱），半夏（一钱），丹参（二钱），柏子仁（二钱），苡仁（五钱），姜（二片）。

——《医醇賸义·卷二·劳伤》

按语：本案为悲伤所致，费伯雄以自制加味参苏饮治疗。此方着重在悲则心系急，肺布叶举，而上焦不通，故立方以顾气血、降痰气为主。

案例 13

因恐惧，出现骨节无力，神情不安。补骨脂（二钱，核桃肉炒），远志（五分，甘草水炒），益智（一钱五分），苁蓉（四钱），熟地（五钱），当归（二钱），人参（二钱），茯苓（二钱），白芍（一钱），丹参（二钱），牛膝

（二钱），大枣（二枚），姜（三片）。

——《医醇賸义·卷二·劳伤》

按语：此案为恐伤所致，费伯雄以自制补骨脂汤治疗。恐伤肾，肾主精与骨，阳气与阴精之根也。骨脂，核桃以补阳气；苁蓉、熟地以充阴精；参、苓、益智、远志，以养气而安神；丹参、当归、牛膝、白芍，以补血而养骨；姜、枣以调脾胃。治法上重在肾而亦兼顾心脾。

案例 14

因受到惊吓，心悸筋惕。白芍（一钱五分，酒炒），五味子（五分），牡蛎（四钱，研），龙齿（二钱），木瓜（一钱，酒炒），枣仁（二钱，炒研），熟地黄（五钱），人参（二钱），茯苓（二钱），柏仁（二钱），金器（一具同煎）。

——《医醇賸义·卷二·劳伤》

按语：此案为惊伤所致，费伯雄以自制大安汤治疗。此方治惊，以龙齿、牡蛎、金器镇其浮，以枣仁、白芍、五味、木瓜敛其越，人参、茯苓以益气，当归、柏仁以养血，乃心肝兼顾，神气同固之法。

（十八）痿证案

案例 1

足趾下垂，不能走路。炙生地、当归身、杭白芍、川断肉、炙虎胫骨、川独活、金毛狗脊、左秦艽、汉防己、晚蚕沙、怀牛膝、甜瓜子、丝瓜络、红枣。

——《费伯雄医案医话·卷四十五·痿躄》

按语：患者先天本亏，血不养筋，风入节络。此证系痿躄大症，不易速行。治疗以养血祛风，壮筋利节。方中生地黄、白芍，滋阴补肾清热；虎胫骨、牛膝、川断、独活、秦艽、防己、金毛狗脊，壮筋骨，利关节；当归养血柔肝荣筋；蚕沙、红枣健脾益气和胃；甜瓜子、丝瓜络解毒通络。

（十九）疟病案

案例 1

发热恶寒，寒重于热。川芎（八分），羌活（一钱），防风（一钱），秦艽（一钱），白芷（五分），枳壳（一钱），广皮（一钱），苏梗（一钱），半夏（一钱五分），姜（三大片）。

——《医醇賸义·卷三·疟》

按语：本案为寒邪所致，费伯雄以自制辟寒散辛温解散治疗。羌活、防风、秦艽、白芷疏散在表之邪；川芎理气活血；枳壳、广皮、苏梗调畅气机；半夏化痰；姜能疏风止呕。

案例 2

发热恶寒，热重于寒。薄荷叶（二钱），连翘（一钱五分），青蒿梗（一钱五分），豆豉（三钱），石斛（三钱），杏仁（三钱），贝母（二钱），淡竹叶（二十张），葛根（二钱）。

——《医醇賸义·卷三·疟》

按语：本案为热邪所致，费伯雄以自制清暑散辛凉解散治疗。青蒿梗清透虚热，凉血除蒸，解暑，截疟；石斛滋阴清热；薄荷、连翘疏风清热；豆豉、葛根疏风解表；杏仁、贝母化痰止咳。

案例 3

发热恶寒，寒热俱重，体盛脉实者。附子（七分），葛根（二钱），石膏（五分），豆豉（三钱），羌活（一钱），薄荷（一钱），防风（一钱），藿香（一钱），广皮（一钱），姜皮（八分），连翘（一钱五分），荷叶（一角）。

——《医醇賸义·卷三·疟》

按语：本案寒热俱重，费伯雄以自制交加散治疗。附子配石膏，一个温里，一个清热，祛除表里寒热之邪；豆豉、葛根、羌活、防风疏风解表；薄荷、藿香、荷叶、连翘疏风清热；陈皮理气；姜皮疏风。此方攻补兼施，力量骏猛，虚人禁用。

案例 4

发热恶寒，间日一作。当归（二钱），茯苓（二钱），柴胡（一钱），防风（一钱），葛根（二钱），薄荷（一钱），广皮（一钱），苏梗（一钱），半夏（一钱五分），姜皮（八分），贝母（二钱），河井水煎服。

——《医醇賸义·卷三·疟》

按语：本案为疟邪在营所致，费伯雄以自制和营双解散治疗。疟邪在营，营卫不和，间日一发寒热。当归养血和营；茯苓健脾益气；柴胡疏散半表半里之邪，截疟；防风、葛根、薄荷，疏散在表之邪；广皮、苏梗，理表里之气；半夏、贝母化痰；姜皮疏风止呕。

案例 5

发热恶寒，三日一作。当归（二钱），广皮（一钱），茯苓（二钱），半夏（一钱五分），白术（一钱），贝母（二钱），炮姜（五分），砂仁（一钱），葛根（二钱），青皮（一钱）。

——《医醇賸义·卷三·疟》

按语：本案为大疟在腑所致，费伯雄以自制返正汤治疗。当归养血和营；茯苓、白术健脾益气；广皮、砂仁、青皮，理气和胃以消气分之邪；半夏、贝母化营卫之湿痰；炮姜温里；葛根疏表，散在表之邪，实脏腑之气。

案例 6

大疟日久。陈鹿胶（一钱五分，角霜炒），贝母（二钱），制首乌（二钱），砂仁（一钱），当归（二钱），党参（四钱），茯苓（二钱），苏梗（一钱五分），白术（一钱），大枣（二枚），广皮（一钱），姜（三片），半夏（一钱五分）。

——《医醇賸义·卷三·疟》

按语：本案为正气虚而邪未解所致，费伯雄以自制斑龙托里汤治疗。鹿胶、首乌，大补肝肾之阴，透解阴分伏邪；当归养血和营；党参、茯苓、白术、大枣健脾益气；广皮、苏梗理气和胃以消气分之邪；半夏、贝母化营卫之湿痰。

案例 7

冬令受寒，春夏举发，寒变为热，先热后寒。青蒿梗（一钱五分），山栀（一钱五分），薄荷（一钱），连翘（一钱五分），广皮（一钱），豆豉（三钱），贝母（二钱），杏仁（三钱），葛根（二钱），茅根（五钱）。

——《医醇賸义·卷三·疟》

按语：本案属温疟，费伯雄以自制清正散治疗。青蒿梗清透虚热，凉血除蒸，解暑，截疟，其苦寒清热，辛香透散，善使阴分伏热透达外散，为阴虚发热要药，有解暑，截虐之功。山栀清热泻火，薄荷、连翘疏风清热，豆豉、葛根疏风解表，陈皮理气，杏仁、贝母化痰止咳，茅根清营凉血。

案例 8

肺素有热，寒热往来，消烁脱肉。玉竹（四钱），贝母（二钱），花粉（二钱），杏仁（三钱），沙参（四钱），茯苓（二钱），麦冬（二钱），山药（三钱），石斛（三钱），梨（三大片）。

——《医醇賸义·卷三·疟》

按语：本案属瘅疟，费伯雄以自制玉露散治疗。本案患者肺素有热，又受热邪侵袭，耗伤阴液，出现瘅疟。方用玉露散，养阴益肺，滋阴润燥为主。玉竹、花粉、沙参、麦冬、石斛、梨等，一派养阴润肺之品，可滋润肺阴；贝母、杏仁，化痰止咳；茯苓、山药，健脾益气，以固护正气。

（二十）鼻衄案

案例

反复鼻衄。羚羊角（一钱五分），丹皮（一钱五分），牡蛎（四钱），黑荆芥（一钱），石斛（三钱），薄荷炭（一钱），南沙参（四钱），茜草根（二钱），麦冬（一钱五分，青黛少许拌），牛膝（二钱），川贝母（二钱，去心研），茅根（五钱），夏枯草（一钱五分），藕（五大片）。

——《医醇賸义·卷二·鼻衄》

按语：费伯雄认为，鼻衄从肝论之，自制豢龙汤。《灵枢·百病始生》："阳络伤则血外溢，血外溢则衄血。"朱丹溪论"阳常有余，阴常不足"，认为出血由于阳盛阴虚。费伯雄认为，鼻衄的病因，是肝火蕴结，火热上灼鼻络，热迫血行而致。治疗以清肝泻火，凉血止血为原则。方中羚羊角、夏枯草清肝泻火，牡砺镇肝潜阳，沙参、麦冬、川贝母、石斛益阴清肺，丹皮、白茅根、薄荷炭、黑荆芥凉血止血，茜草根、藕节化瘀止血，牛膝引血下行。综合诸药性效，以凉润清肝为主，止血行瘀为辅，用药多而不杂。

（二十一）齿牙出血案

案例

患齿缝出血，牙并不宣，多则血流盈盏，昼夜十余次，面红目赤，烦扰不安。生地（四钱），丹皮（一钱五分），龟板（六钱），羚羊角（一钱五分），石膏（三钱），沙参（四钱），龙齿（二钱），白芍（一钱五分），石斛（三钱），藕（三两），花粉（二钱），茅根（五钱，与藕同煎汤代水）。

——《医醇賸义·卷二·齿牙出血》

按语：本案齿衄是胃火亢盛所致，费伯雄以自制苍玉潜龙汤治疗。方中生地黄、龟板甘咸而寒，善补阴分，滋阴潜阳，补肝肾之阴亏；石斛、花粉、沙参，甘寒滋肺胃之阴，生津除烦，且有金能生水、润肺滋肾之效；

牡丹皮入肝肾，凉血清火，又能清血中之伏火；羚羊角专清肝火；石膏直清上冲阳明之相火，使阳明经络尽得清解；龙齿甘涩质重，潜镇浮阳；白芍酸寒，平肝敛阴；藕性甘寒，凉血止血散瘀，与白茅根同用治衄血，且止血而不留瘀，寓泻于滋阴之内，涵止血于潜阳之中，使阴液得补，相火得清，浮阳潜藏，阳明脉络宁静而衄自止。

费伯雄

后世影响

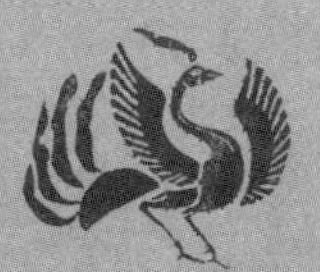

一、历代评价

（一）医术精湛，医德高尚

《清史稿·卷五百二》有费伯雄传，评曰："诣诊者踵相接……清末江南诸医，以伯雄为最著。"费伯雄年幼即随其祖父费国祚襄诊，尽得其真传，费国祚之友，清代名医王九峰赞费伯雄前途无量，必胜其祖。清道光年间（1821—1851），太后患肺痈，诏费伯雄诊病，大获痊愈。赐匾曰"是活国手"。道光患失音，费伯雄献上良方，又治愈了皇帝的病，皇帝赐联"著手成春万家生佛，婆心济世一路福星"，就此名声大噪。道光十二年（1832），费伯雄还曾为左宗棠治过病。清咸丰八年（1858），清军江南大营主帅向荣因大营被破，忧忿劳累之下咯血于丹阳，其帮办、江南提督张国梁，来请费伯雄去丹阳为其医治。向荣愈后赠匾额，誉其谓"费氏神方"。恽世临所做之《费晋卿先生传》，亦记载费伯雄晚年于家乡"独造桥梁、独新祠宇、独修谱牒，当务之急，靡不尽力。"丁甘仁在《脉学辑要》序言中评论费伯雄"诊脉之神，出类拔萃，决断生死，历历不爽"。

费伯雄一生治学谨严，医术高超，认为行医者当以治病救人为己任，不得恃己所长，专心经略财物。费氏一门历代为儒，继承了儒家的仁爱之心，强调医者需有淡薄名利之心，视病人如父母亲人。对百姓只象征性地收取诊费，主要收入来自当时上层阶级，费伯雄提出，医者若有疾，医者之父母妻子有疾，将怎样对待，医者要推己及人，视病人如父母亲人，自然利心淡而敬畏生命，利心淡则良心现，良心现斯畏心生，所以平时读书应认真钻研，博极医源，精勤不倦，临证施治不敢掉以轻心，慎思而灵活应变，自有良效。医者应具有遥承孙思邈，用心精微，皆如至亲之想，无欲无求，誓愿普救含灵之苦的大医风范。

（二）治学严谨，博采众长

费伯雄治学方法以崇尚经典为旨，博采众长为法，化裁变通为用。其以《内经》《难经》《伤寒论》《金匮要略》为旨，深研医理，得“义理之的当”，即费伯雄所谓的“醇正之学”。费伯雄对历代诸家名方，但学其立方之法而不尽用其方，取其长化其偏，用平淡之法、平常之药治疗疾病。因为常病多奇病少，而且知常才能达变。费伯雄针对当时《医方集解》的广为流行，认为“当时之医，每以《医方集解》一书奉为枕秘，甫经临症辄检用之。殊不知，集中可用之方固多，而不可用者亦不少，漫无别择，草菅人命矣！”为方便其他医家更好地掌握方义，灵活而准确地应用其中所载方剂，他选取汪昂的《医方集解》355方，对各方逐一分析评论，撰《医方论》，并不重复抄录《医方集解》的主治功效，而是重点讲述其应用心得或注意事项，为初学者定使用范围，鼓励其救世之心，以尽量防止当世医家漫无目的地翻阅、套用《医方集解》的方剂。只有做到医理的融会贯通，立法方药的熟悉掌握，才能在纷杂的病情面前做到执简驭繁，化裁变通而得法外之意，用看似平淡之法出奇制胜，这就是所谓的“和缓之风”。和法缓治，是指批判地继承先贤的理论、治法、方药，理取其至是，学习古人立方之法而不拘泥于一方一药，注重独立思考、辨证施治、方药“自出手眼”，时时顾护人体正气，通过平调阴阳使机体恢复健康平和的状态。“醇正”偏重医理的正确解释，“平淡之法”偏重理法方药的择善而从，“和缓之风”包含了理、法、方、药四方面，也就是包含了醇正之学、平淡之法。

（三）著书立说，指导后学

治学的另一目的是著书立说，指导后学。费伯雄所处的年代，江浙地区战乱不断，瘟疫流行，学医者纷纷而起，如果没有医学理论基础，学不得法，医术不良反贻害百姓，费伯雄恐其无有师承，故著书立说，编著《医醇賸义》《医方论》《食鉴本草》《怪疾奇方》等书，大畅“和缓之风”“醇正之学”“平淡之法”，执简驭繁，明白指示，指引后学在当时医学芜杂已极的状态下，不惑于他岐，这充分体现了他注重学术传承，胸怀坦荡，不密其学，勇于奉献的学者风范，具有深沉的忧患意识和崇高的历史使命感。另一侧面反映了他的仁爱之心，对百姓疾苦的悲悯之情。费伯雄亦注重指示后学以治学之法，且注重中医经典的研习。

费伯雄工书画，诗词歌赋颇有名士之风。晚年逐渐减少诊务，将更多的时间投入诗词、书法和绘画，文学方面留有《留云山馆文集》、《留云山馆诗钞》2 卷及《留云山馆诗文钞》1 卷于世。清代徽派朴学大师俞樾评价费伯雄“诗原本性情，文得欧阳之神”。俞樾言：“读其诗词，原本性情而风骨魄力足以副之赋则清新隽逸，庾鲍遗音。诗馀则柳屯田之晚风残月；苏长公之铁板铜琶，兼有其胜。”

二、学派传承

费伯雄自幼师从其祖父费国祚和丹徒名医王九峰，并潜心研习《灵枢》《素问》，对于张仲景之后的历代名医，他能找到的著述都参考学习。而江浙地区名医众多，如清代柯琴、尤怡、叶桂、薛雪、徐大椿、吴塘、王泰林、王孟英等，对孟河学术思想不无影响。

费伯雄的学术思想，在当时取得了一些医家的认同和共识，形成了孟河医派。其轻灵纯正，变通求切，治法灵活的医风，既体现了“时代的需要”，也展示了当时的“学术风气”。费伯雄作为孟河医派的奠基人，以善治内伤杂病著称。

费伯雄很多弟子也在当地有医名，比如丁松溪、陈虬、黄理堂、谭良、姜崧生、屠厚之等。陈虬是利济医学堂创办人。黄理堂师从费伯雄，其徒印秉忠及其子印会河俱为名医。屠厚之之子屠贡先，其侄屠士初、屠揆先，徒弟沈小芳，徒孙郭有恒、徐迪华、李洁心等，也继承费氏医学。巢渭芳是马培之的入室弟子，亦师从费伯雄。丁甘仁师从费伯雄弟子丁松溪，后又问学于马培之。四家在学术上相互影响，且有师从关系。丁甘仁于1916年创办“上海中医专门学校”，其间为全国培养了一大批中医骨干，这些人直接影响了中医学术思想的发展轨迹。

（一）费氏传承谱系

费氏一脉颇多儒医，祖上费宏为明成化二十三年（1487）丁未科状元。至费尚有开始，此一支开始行医并有传承。费尚有自江西迁至镇江，后至孟河，为费氏孟河一支的第一世，至七世费伯雄，八世费应天，九世承祖、荣祖、绍祖，十世子良、子权、子彬，十一世益人、继武、赞臣，十二世季翔等。

（二）代表性传承人

孟河医派四大家中的费氏，以费伯雄、费绳甫（名承祖，1851—1913）祖孙二人为代表。马培之是费伯雄的入室弟子。巢渭芳、丁甘仁和邓星伯是马培之的学生。其他费氏传人还有余听鸿、费子彬等。

1. 费绳甫

孟河医派的代表者与开创者之一——费伯雄的衣钵传人是其孙费绳甫，深得费伯雄临证心法，以善治危、大、奇、急诸病而名震上海。

2. 马培之

马培之（1820—1903），字文植。江苏武进孟河镇人。马培之是费伯雄的入室弟子，也是孟河四大医家中马家的代表人物。马培之祖上，自明代马院判起即世代业医，因幼年丧父，自幼随其祖父名医马省三习医16年而尽得其学，长于内、外、喉诸科。时值慈禧太后病，征各省名医医治，马培之受荐入宫，治愈慈禧之病，获得赏识。后马培之托病回家，慈禧赐之匾额“务存精要”，医名因而大振。

3. 丁甘仁

丁甘仁（1865—1926），名泽周，丁甘仁故居也在今常州孟河镇，距离费伯雄故居不远。他幼年聪颖，先从业于马仲清及其兄丁松溪，后又师从马培之。其勤学苦练，积累甚丰，对马培之内、外两科之长（包括喉科）兼收并蓄，尽得其真传。学成之后，开始在孟河行医，后移至苏州，再后来到上海，创办上海中医专门学校和《国医杂志》，发起成立江苏中医学会，并担任首任会长，逐渐名震大江南北。

4. 巢渭芳

巢渭芳（1869—1929），为费伯雄寄子，医术又得马培之真传，擅内、外、妇、儿各科，尤其擅长治疗伤寒。他是留居孟河本地行医者中的医术高超之人。其精于应用火针治肠痈和化脓性外科疾病。巢渭芳认为，治病务在辨证明确，提出“药有专任，贵在不失时机，求稳每致贻误，顾全反觉掣肘”。

5. 邓星伯

邓星伯（1862—1937），名福溶，号润生，赴孟河师从马培之，出师后返回无锡行医，擅长治疗时病、外科等。曾经受清廷征召治疗摄政王载沣所患湿温伤寒，应手而愈。

6. 余听鸿

余听鸿，（1847—1907），名景和，晚清名医，宜兴人。为费伯雄六世孙费士源的孙子费兰泉的门徒，兼通内外科，主张外科医生要熟悉脉诊和方药，内科医生也要学习刀针手法。著有《诊余集》《外证医案汇编》《余注伤寒论翼》等。与丁甘仁交友甚深，余丁两家后代又有姻亲关系。其子余幼鸿、余继鸿，其孙余鸿孙、余鸿仁在中医方面具有较高建树。

7. 费子彬

费子彬（1891—1981），为费伯雄曾孙。在常州中学毕业后，考入南京两江法政学堂，后赴北京为许世英幕友。许世英当时是大理院院长，任司法总长。后在上海创设孟河费氏医院。1949年春，费子彬由上海南下香港。在香港，费子彬活人无数，往往一两付药就见效，被人传为“费一帖”。此名来由，与著名画家张大千有关。费子彬之妻侯碧漪，师事张大千习画。张大千一次赴香港，某日腹部突发肿痛，求助于费子彬。费子彬说：“一帖可痊，不会耽误你上飞机时日。”后果一帖而愈。林语堂曾患一种奇病，一看见朋友，即潸然泪下。后经历史学家、江苏无锡人钱穆的介绍，林语堂从台湾来香港求费子彬治疗，竟只服两三剂，即霍然而愈。1952年4月，钱穆由香港赴台湾台北淡江文理学院惊声堂讲演，屋顶泥块坠落击中钱穆头部，晕厥送医。钱穆愈后常觉头部有病，后钱穆返回香港，经费子彬治疗，也得以治愈。费子彬出版的著作有《四桥随笔》《善后会议史》《结婚论》《食养疗法》《青年与保健》等。其中，《食养疗法》按谷、菜、瓜果、味、鸟、兽、鳞、甲、虫分类，分别论述可药用食物的功用、主治及宜忌等。

8. 费振平

费振平（1915—1986），祖籍江苏省武进县，是费伯雄第五代传人费子盛之子，幼承家学，随父习医行医，钻研岐黄之术，24岁悬壶于江苏仪征。新中国成立后，在上海市纺织工业局第三医院工作，行医四十七载。费振平既得孟河医派传承，同时又学习诸家之所长，对内、妇、针灸及食疗都很擅长。

9. 陈虬

陈虬，光绪已丑（1889）举人，费伯雄弟子，是近代温州较有声望的儒医。著有《蛰庐诊录》《利济医药讲义》八册、《元经宝要》二卷、《瘟疫霍乱答问》一卷、《利济本草》六卷、《利济医统》六卷、《医雅》四卷、《医绎》四卷等。其中，《瘟疫霍乱问答》被辑入曹炳章主编的《中国医学大成》。其1884年所撰《医院议》，是我国近代较早的一份建立中医院与中医学校的方案。1885年所创办的利济医学堂，是我国最早的中医专门学校，桃李遍布浙南。

10. 邹云翔

邹云翔，拜费伯雄的高足刘连荪为师，后又随丁仲英学习，擅治肾病，新中国成立后，为南京中医学院副院长、江苏省中医院院长、全国人大代表、全国中医学会副理事长。1982年首批确定为中医内科博士研究生导师。

11. 屠揆先

屠揆先，自幼随祖父屠士初（费伯雄门人）、堂兄屠贡先习医，新中国成立后，任常州市中医院副院长、技术总顾问、常州市中医药学会第三届会长、全国名中医，有弟子多人。

12. 徐迪华

徐迪华，从屠揆先习医四年，常州市中医院主任中医师，江苏省名中医，著有《中医量化诊断》《中华脉诊的奥秘—200幅脉图解析》。

13. 邹燕勤

邹燕勤，邹云翔之女，继承家学，曾任江苏省中医院副院长，全国中医肾病专业委员会副主任委员、全国中医理事会理事，主编《邹云翔医案选》《邹云翔学术思想研究选集》《现代中医肾脏病学》。

三、后世发挥

除上文所述费伯雄弟子及后世传承医家继承和发扬了其学术思想，整理出版费伯雄著作，并汇集、校、注先生医案之外，后世亦有不少医家和医疗工作者学习费伯雄医著，尊崇费伯雄临证之法，治疗临床疑难杂症并有所发挥。如：

罗善佑等用驯龙汤治疗 73 例虚证头风患者，收到良好效果。患者的主要症状为：头痛，午后更甚，时轻时重，两眼畏光，五心烦热，神疲乏力，心悸寐少。舌淡或舌边红、苔薄，脉细弱或细弦。治疗基本方：生地黄 25g，当归 21g，羚羊骨 15g，珍珠母、龙齿、钩藤各 20g，独活、白芍、菊花各 10g，桑寄生 18g，薄荷 5g，沉香 6g。

李涛，刘勇前用驯龙汤为主方合并针灸，治疗帕金森叠加综合征。参照费伯雄治疗震颤的理念，认为此方为治疗震颤提供了以下治则：①潜阳息风；②养血通脉；③清降龙雷相火；④安神定魄；⑤补肝肾，壮腰膝。其中，君药珍珠母，潜阳息风；臣以生地黄、当归、白芍，养血通脉；钩藤、羚羊、菊花，消其龙雷之火；龙齿安神镇魄；沉香降气亦降火；川断、独活补肝肾壮腰膝；红枣调营卫。

丁瑛用甲乙归藏汤治疗失眠。其参照费伯雄治疗不寐的思路，治疗焦虑性神经症。患者长期谋虑不决，肝血暗损，致成肝郁血虚，难以舍魂，则多恶梦，易惊扰。甲乙归藏汤，见于费伯雄所著《医醇賸义》。方中珍珠母泻热潜阳、定惊安神；龙齿平肝、镇心、宁神；沉香镇纳浮阳；地黄养血滋阴；柴胡疏肝解郁；当归、芍药养肝柔肝；柏子仁、合欢花、夜交藤养心安神；薄荷助柴胡疏肝；丹参配生地黄凉血安神。全方治标为主，治本为辅，心肝同治以疏肝养血、镇心宁神。

周向锋，朱红根用《医醇賸义》中的甲乙归藏汤为主，治疗心脏期外收缩（早搏）60 例，效果较好。早搏属中医学心悸、怔忡等范畴，一般从心之虚证论治，而往往忽视其他脏腑，殊不知与五脏六腑均相关，且常虚实互见。甲乙归藏汤，有平肝而使肝魂归藏于心血，不再亢扰之意，方中重用珍珠母、生龙齿平肝潜阳、清心降火、镇心安魂。龙齿在《伤寒论》

中，与桂枝、牡蛎同为治心悸主药；丹参凉血清心；当归、白芍、生地黄，养阴血而柔肝气；柴胡、薄荷行气疏肝，以助血行而散郁火；沉香温中降气，摄纳浮越之心阳，有引火归元之意，《本草新编》记载其温肾而又通心；夜交藤、酸枣仁，养心安神以治失眠。诸药合用，平肝镇惊、养心清心，使心肝浮阳得潜，惊悸怔忡得安。

曹永康指出，郁证多表现为情绪激越，反应敏感，悸烦动惕，病无宁日，脉多弦数或弦滑不静。由于气郁极则势必升发，上升之气，从肝而出，五志过极，皆从火化，气郁化火动肝，气郁已变为气逆。治宜泄降胆胃、调养心肝，方用费伯雄之驯龙汤、驯龙驭虎汤等。

费伯雄的驯龙汤、驯龙驭虎汤和甲乙归藏汤同出一脉，虽然其侧重点各有不同，但总体处方思路一致。在现代中医临床中，除了用于治疗震颤、不寐等，还广泛用于治疗头痛、郁证和心脏过早搏动等，体现了“异病同治”的中医辨证治疗观。

综上所述，费伯雄作为清代一位临床大家，其医术归醇纠偏，处方用药以和缓见长，擅长治疗外感及内伤杂病，尤擅长治疗虚劳。费伯雄具仁爱之心，强调医者需淡薄名利，视病人如父母亲人。提出要读书认真钻研，临证施治不敢掉以轻心，慎思而灵活应变。其治学方法以崇尚经典为旨，博采众长为法，化裁变通为用。所著代表作《医醇賸义》4卷，列述风寒暑湿燥火六气和虚劳内伤诸杂病，每篇先论病症，列自制方以对，后附古方，为其医学思想和临证经验总结之集大成者，是中医学一部重要的著作。

费伯雄

参考文献

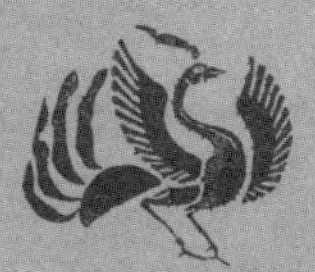

一、著作类

[1] 费伯雄. 医醇賸义 [M]. 南京 : 江苏科学技术出版社，1982.

[2] 费伯雄 . 食鉴本草 [M] . 裘吉生原编 . 珍本医书集成 . 上海：上海科学技术出版社，1985.

[3] 费伯雄 . 医方论 [M] . 北京：中医古籍出版社，1987.

[4] 费伯雄 . 怪疾奇方 [M]. 陆拯主编 . 近代中医珍本集 · 验方分册 . 杭州：浙江科学技术出版社，2003.

[5] 费伯雄，费绳甫 . 孟河费氏医案 [M] . 徐相任校，朱祖怡注 . 上海：上海科学技术出版社，2010.

[6] 费伯雄，费绳甫 . 费伯雄医案医话 . 费绳甫医案医话 [M] . 太原：山西科学技术出版社，2013.

[7] 汪昂. 医方集解 [M] . 上海：上海科学技术出版社，1959.

二、论文类

[1] 曹永康 . 郁证管窥 [J] . 江苏中医，1993(2):35.

[2] 丁瑛 . 甲乙归藏汤治疗失眠焦虑症 [J] . 浙江中医杂志，1995(10):446.

[3] 罗善佑 . 驯龙汤治疗虚证头风 73 例 [J] . 浙江中医杂志，1999(4):149.

[4] 陶亦鸣 . 费伯雄治疗内伤咳嗽经验 [J] . 实用中医内科杂志，2001，15(4):12-13.

[5] 陶亦鸣 . 费伯雄“和法缓治”的学术简介 [J] . 浙江中医学院学报，2001，25(4):12-14.

[6] 周向锋，朱红根，甲乙归藏汤治疗早搏60例[J]. 江西中医药，2003(8):20.

[7] 刘逴慜，曹凡华，陶慧娟. 孟河医派学术思想探析[J]. 浙江中医学院学报，2005，29(2):9–10.

[8] 姚海燕. 孟河医派兴盛原因考[J]. 中医药文化，2006，1(1):30–33.

[9] 左言富. 传承弘扬孟河医派特色 升华拓展孟河医家优势[J]. 中国中医药现代远程教育，2006，4(7):20–22.

[10] 张霆. 费伯雄制方用药规律发微[J]. 江西中医药，2006，37(11):14–15.

[11] 施璐霞，沈思钰，蔡辉. 费伯雄《医醇賸义》学术思想撷英[J]. 中国中医急症，2006(12):1387.

[12] 招萼华. 轻药重投与重药轻投[J]. 中医文献杂志，2006，24(2):44–45.

[13] 屠执中. 孟河医派记事[J]. 中医文献杂志，2006，24(4):44–46.

[14] 姚卫海，曲剑华. 费伯雄医学思想初探[J]. 北京中医，2006，25(9):542–545.

[15] 李夏亭. 孟河医派研究新动态[J]. 江苏中医药，2006，38(6):18.

[16] 张晓东，杜赟，陈建杰. 费伯雄治肝诸法初探[J]. 江西中医药，2008，39(6):16–17.

[17] 李涛，刘勇前. 针刺配合驯龙汤治疗帕金森叠加综合征12例临床观察[J]. 中国医药指南，2009，7(12):178–180.

[18] 李娟，谢青云，徐世杰. 费伯雄论治三痹之特色[J]. 中国中医基础医学杂志，2010，16(1):28+55.

[19] 胡海雁，丛艳. 孟河费派脾胃理论思想探讨[J]. 甘肃中医，2010，27(12):3–5.

[20] 李娟 . 费伯雄学术思想研究 [D]. 北京：中国中医科学院，2010.

[21] 孟翔 . 费伯雄治痛经医案特色浅析 [J]. 中国民族民间医药，2011，20(1):25.

[22] 孟翔，侯养彪，杨涛，等 . 药主轻淡求醇 治在柔肝调冲 孟河费氏调经思想初探 [J]. 河南中医，2011，31(3):294–295.

[23] 刘中良，潘朝曦 . 费伯雄医学思想研究概况 [J]. 辽宁中医药大学学报，2011，13(4):121–123.

[24] 赵艳，朱建平 . 费伯雄的“和缓醇正”说 [J]. 中医杂志，2011，52(10):894–895.

[25] 赵艳，朱建平 . 费伯雄临证及治方特色 [J]. 世界中西医结合杂志，2011(4):331–332+349.

[26] 胡海雁，丛艳，李金萱 . 费伯雄辨治脾胃规律研究 [J]. 甘肃中医，2011，28(6):17–18.

[27] 赵艳 . 费伯雄先生年谱 [J]. 中医文献杂志，2011，29(2):41–45.

[28] 赵艳，朱建平 . 浅谈费伯雄的医德与治学态度 [J]. 中医杂志，2011，52(13):1162–1163.

[29] 金芷君 . 善养胃阴 擅疗奇证——“近代一大宗”费绳甫 [J]. 上海中医药杂志，1989，23(5):23.

[30] 费建平 . 马培之脾胃病诊治精粹 [J]. 江苏中医药，2011，43(8):78–80.

[31] 孙玉英，曹佩霞 . 费伯雄从心肝脾论治崩漏浅析 [J]. 吉林中医药，2011，31(9):919–920.

[32] 孙玉英，常惠 . 费伯雄调营治肝法在月经不调中的应用探析 [J]. 中国民族民间医药，2011，20(17):76–77.

[33] 夏军权，吴卫娟，武科选 . 孟河医家费伯雄治肝诸方解析 [J]. 辽宁

中医药大学学报，2011，13(11):37–38.

[34] 俞立强，陈爱平，熊佩华．费伯雄治肾探析［J］．中医临床研究，2011，09:61–63.

[35] 晏婷婷，王旭东．孟河医家治疗痹证学术思想初探［J］．中医药学报，2011，39(6):7–8.

[36] 龚鹏．孟河医派论咳嗽［J］．吉林中医药，2011，31(12):1143–1145.

[37] 吕方舟，秦绪花，陈荣荣，等．《医醇賸义·劳伤》调神理论思路及方药浅探［J］．江西中医学院学报，2011，23(5):15–17.

[38] 李明．孟河儒医费伯雄及其学术特色浅析［J］．中国中医基础医学杂志，2012，18(9):939+944.

[39] 王琼，张冰．孟河医派的学术思想研究［J］．中华中医药学刊，2012，30(5):1147–1149.

[40] 田耀洲，张红陶，顾铮．孟河医派四大医家临证胃食管反流病相类病症的证治规律研究［J］．中医杂志，2012，53(1):55–59.

[41] 赵艳，朱建平．孟河名医费伯雄传略［J］．南京中医药大学学报（社会科学版），2012，13(2):85–87.

[42] 李明．兼收并举，和而不同——孟河医学特色探析［J］．中华中医药学刊，2012，30(4):820–821.

[43] 程远林．费伯雄分温凉阐释燥症探析［J］．中医药临床杂志，2012，24(12):1222.

[44] 孙玉英，申春悌．孟河医派费家带下证治法演进与临证运用研究［J］．长春中医药大学学报，2013，29(2):189–190.

[45] 郭重威，郭雨雅．孟河医派及孟河医派文化［J］．中医药文化，2013，8(6):20–24.

[46] 王鹏．孟河医家费伯雄论治中风经验探要［J］．中医杂志，2013，

54(16):1367-1369.

[47] 刘美秀，舒莹．孟河医派治疗咳嗽经验探析［J］．辽宁中医药大学学报，2014，16(1):156-158.

[48] 刘用，冯云霞，郝建军，等．近现代中医传承模式研究［J］．湖北中医杂志，2014，36(2):80-82.

[49] 王润林，李廷保．清代名医费伯雄中医治疗疾病用药规律研究［J］．中医研究，2014，27(3):58-59.

[50] 苗苗，李燕，余婧．孟河医派的形成与学术思想浅谈［J］．中国中医基础医学杂志，2014，20(3):286+295.

[51] 许泽君，李晴晴．孟河医派脾胃病诊治特色探析［J］．江苏中医药，2014，46(6):73-74.

[52] 徐建虎，马立旭，李卫强，等．费伯雄治疗咳嗽常用对药浅释［J］．内蒙古中医药，2014，32(8):136-137.

《中医历代名家学术研究丛书》医家名录

（总计102名，以医家出生时间为序）

汉晋唐医家（6名）

张仲景　王叔和　皇甫谧　杨上善　孙思邈　王　冰

宋金元医家（19名）

钱　乙　刘　昉　陈无择　许叔微　陈自明　严用和
刘完素　张元素　张从正　成无己　李东垣　杨士瀛
王好古　罗天益　王　珪　危亦林　朱丹溪　滑　寿
王　履

明代医家（24名）

楼　英　戴思恭　刘　纯　虞　抟　王　纶　汪　机
薛　己　万密斋　周慎斋　李时珍　徐春甫　马　莳
龚廷贤　缪希雍　武之望　李　梴　杨继洲　孙一奎
吴　崑　陈实功　王肯堂　张景岳　吴有性　李中梓

清代医家（46名）

喻　昌　傅　山　柯　琴　张志聪　李用粹　汪　昂
张　璐　陈士铎　高士宗　冯兆张　吴　澄　叶天士
程国彭　薛　雪　尤在泾　何梦瑶　徐灵胎　黄庭镜
黄元御　沈金鳌　赵学敏　黄宫绣　郑梅涧　顾世澄
王洪绪　俞根初　陈修园　高秉钧　吴鞠通　王清任
林珮琴　邹　澍　王旭高　章虚谷　费伯雄　吴师机
王孟英　陆懋修　马培之　郑钦安　雷　丰　张聿青
柳宝诒　石寿棠　唐容川　周学海

民国医家（7名）

张锡纯　何廉臣　陈伯坛　丁甘仁　曹颖甫　张山雷
恽铁樵